中药学笔记

（第3版）

U0237435

主　审：颜正华（北京中医药大学）

　　　　金世元（北京卫生职业学院）

主　编：翟华强　吴剑坤　陈树和

副主编：王　辉　王　腾　王加锋　王学森　王红丽

　　　　田　杰　田　莉　陈占功　刘立萍　刘　欣

　　　　刘　莉　黄正德　杨　磊　张大燕　肖连宇

　　　　韩永鹏　韩永龙　魏娜敏

人民卫生出版社

·北　京·

图书在版编目（CIP）数据

中药学笔记/翟华强，吴剑坤，陈树和主编. —3 版 —北京：人民卫生出版社，2021. 6

ISBN 978-7-117-30990-5

Ⅰ.①中… Ⅱ.①翟… ②吴… ③陈… Ⅲ.①中药学 - 资格考试 - 自学参考资料 Ⅳ.①R28

中国版本图书馆 CIP 数据核字（2020）第 271397 号

人卫智网	www.ipmph.com	医学教育、学术、考试、健康，购书智慧智能综合服务平台
人卫官网	www.pmph.com	人卫官方资讯发布平台

中药学笔记
Zhongyaoxue Biji
（第 3 版）

主　　编：翟华强　吴剑坤　陈树和
出版发行：人民卫生出版社（中继线 010-59780011）
地　　址：北京市朝阳区潘家园南里 19 号
邮　　编：100021
E - mail：pmph @ pmph.com
购书热线：010-59787592　010-59787584　010-65264830
印　　刷：人卫印务（北京）有限公司
经　　销：新华书店
开　　本：787 × 1092　1/16　印张：15　插页：4
字　　数：326 千字
版　　次：2010 年 11 月第 1 版　2021 年 6 月第 3 版
印　　次：2021 年 7 月第 1 次印刷
标准书号：ISBN 978-7-117-30990-5
定　　价：66.00 元

打击盗版举报电话：010-59787491　E-mail：WQ @ pmph.com
质量问题联系电话：010-59787234　E-mail：zhiliang @ pmph.com

编 委 （按姓氏笔画排序）

中药学笔记
药性赋传承

颖正华题

序

    中药学作为祖国传统医学的重要组成部分，是各类中医药从业人员必学的专业课程。中药学典籍众多、方药浩繁，历代各种版本的药性歌括散见于诸多文献中，若能以图表、歌赋等形式系统地展示中药学基本内容，必将给中药学初学者和从业人员的学习、记忆及使用带来方便。

    我的学生翟华强等人长期从事一线教学工作，他们经过较长时间努力，将《中药学》内容整理并精简为《中药学笔记》，解决"初学中药难"的问题，实为初学者之福音。

    《中药学笔记》以四言赋药性、括功效，内容系统全面且简明扼要，深入浅出而顺口易记，切合实际而易懂好学，具有入门读物和临床手册的双重作用，既可帮助初学者通过习诵而牢固地识记中药学基本理论，并可以使初涉临床的年轻医师运用择要诵记的歌赋知识来指导临床实践。本书既可以作为学习《中药学》的辅助读物，也可供自学中医药者之用。斯是好书，乐为之荐。

首届国医大师、北京中医药大学终身教授

颜正华

2021 年 2 月

前　言

　　本书分为总论、各论两部分。总论部分整体介绍历代本草的学术脉络、中药的药性理论及配伍理论、中药的采集与炮制、中药的用量用法与使用禁忌等基础知识。各论部分根据《中药学》的学习特点，采用模块化的编写方式，共分为三部分，在课前导入相关的中医基础理论知识，是为第一部分。各论每章均有药物导图，可了解本章将要讲授的药物名称；此外，该导图将常进行辨析的药对用"—"列在一起，重点程度一致无药物辨析的药物用"、"间隔开，便于学习完本章节所有药物后的复习以及对该章节知识的整体把握；在课堂中药分类讲授中，根据执业药师考试中各中药出现的频次将其分为三类——重点药、一般药和了解药，并按照重点药、一般药、了解药的顺序排序（同一类药物排序随机，不存在重点程度的差异），用★、☆和△不同符号进行标识，★、☆和△分别代表重点药、一般药和了解药，以便学习和记忆，是为第二部分，课堂中药分类讲授以歌赋、口诀形式着重于性味功效，突出中药基本理论的重要性；临床应用注意事项则重点涵盖了用量用法和使用注意，以利于临床的实用性。在课后复习中，附以国家执业药师（中药学）考点精析，并设有数字资源习题以加强对知识的记忆，旨在使学生明晰重点知识，是为第三部分。此外，本书在最后增加了索引，便于精准定位某个中药在书中所在的位置。

　　本书联合了全国多所高等院校及其附属医院专家共同编写而成，在编写过程中，得到了我国中药学学科创始人之一、首届国医大师颜正华教授的极大鼓励，获得国家重点研发计划项目（2019YFC1712002）的立项资助，以及北京中医药大学中药调剂标准化研究中心工作室同仁帮助，在此一并表示诚挚感谢。历代各类药性歌赋语言简洁精练，值得后人借鉴，笔者不揣冒昧，在前期工作的基础上，撰成《中药学笔记》（第 3 版）。由于水平有限，其中片面认识及错误之处在所难免，恳请读者批评。古人云："校书如扫落叶，旋扫旋生。"我们虽尽力而为，但乖漏难免，祈方家教正。

编者于北京中医药大学

2021 年 2 月

目　录

总　　论

各　　论

总　论

第一章

中药的起源和中药学的发展

课前学习要求：

- 掌握中药学的发展历史概况。
- 了解中药的起源。
- 了解中药与中药学的概念。

课堂中药分类讲授：

历代本草	代表著作	作者	成书朝代	载药	学术价值
第一次大总结	《神农本草经》	集体创作作者不详	东汉	365种	1. 我国现存最早的本草学专著 2. 汉以前本草大总结
第二次大总结	《本草经集注》	陶弘景	约公元500年	730种	1. 按统一体例整编了混乱的早期重要本草 2. 使《神农本草经》原有的理论纲领变得丰满，并创设了一些新的项目 3. 将药物按自然属性分类 4. 注重对药物形态和产地的介绍 5. 采用朱墨分书，小字增注文献出处的标示法，使药学内容源流清晰，是非各有所归
第三次大总结	《新修本草》	苏敬等	659年	844种	1. 世界第一部药典性本草，我国第一部官修本草 2. 进一步完善了本草编纂体例，采用正文、药图、图经三部分各自成册，相辅而行的做法，乃属首创 3. 对药物品种和其他内容进行了全面订正，这是该书在内容上的突出贡献之一

续表

历代本草	代表著作	作者	成书朝代	载药	学术价值
					4. 精选新药 114 种,增补了当时的许多外来药,丰富了我国药物的品种和内容
第四次大总结	《经史证类备急本草》	唐慎微	1108 年	1 558 种	1. 首载方剂(创方药兼收的编写体例) 2. 首载医案(创本草著作记载医案的编写体例)
第五次大总结	《本草纲目》	李时珍	1578 年	1 892 种	1. 内容丰富,文献量大,分类详明,实物考证确切 2. 对植物、动物、矿物、农学、气象、化学、冶金等方面均有贡献
第六次大总结	《本草纲目拾遗》	赵学敏	1765 年	921 种	1. 新增药物 716 种,补充了《本草纲目》的内容 2. 创断代本草著作(16—18 世纪)的编写体例
第七次大总结	《中华本草》	国家组织集体创作	1999 年	8 980 种	1. 新时期著作 2. 内容尤为丰富

课后复习小结:

一、基本概念

1. 中药 指在中医理论指导下用于防治疾病的药物。

2. 中药学 指研究有关中药的基本理论和各种中药的品种、产地、采集、加工、炮制、性味、归经、功效、主治、用量用法、使用注意等知识的一门学科。

3. 本草 本草学的简称,古时药学著作的别称。

二、药物知识的起源

源于人们不断的社会实践的认识活动。

1. 植物药 从人们饥不择食开始;无毒的植物用于食用和治疗;有毒的植物用于狩猎。

2. 动物药 从渔猎经济兴起开始。

3. 矿物药 从采矿和冶炼时代开始。

三、历代本草代表作简介

（一）宋及以前	1.《神农本草经》 2.《本草经集注》 3.《新修本草》 4.《经史证类备急本草》	（1）成书年代 （2）学术价值
（二）明清以后	1.《本草纲目》 2.《本草纲目拾遗》 3.《中华本草》	（1）成书年代 （2）学术价值

第二章

中药的产地、采集与贮藏

课前学习要求：

- 熟悉不同部位药材的采集时间，中药贮藏与疗效的关系。
- 了解产地与疗效的关系，采集时间与疗效的关系，贮藏养护中药的主要方法。
- 了解道地药材的含义。

课堂中药分类讲授：

采集原则	来源	采集时间	药物举例
1. 有效成分含量高 2. 临床疗效好 3. 不妨碍中药资源再生	根和根茎类药	早春或深秋采收	1. 天麻、地骨皮等 2. 但延胡索、半夏等宜夏季采收
	全草类药	植株充分生长、枝叶茂盛期采收	如麻黄、益母草等
	树皮、根皮类药	多在春夏之间采剥，根皮以春秋采剥为好	如地骨皮、白鲜皮等
	叶类药	叶片茂盛，色青绿时采集为好	1. 荷叶、大青叶 2. 但桑叶应在秋季经霜后采收
	果实、种子类药	成熟或将熟期采收	1. 苦杏仁、五味子 2. 但青皮、枳实等采幼果
	花类药	多在花朵将开未开时采集	1. 金银花、款冬花 2. 有的须在花开放时采摘，如旋覆花、菊花等
	动物昆虫类药	根据生长和活动季节捕捉	1. 全蝎、蝉蜕宜在春夏秋三季捕捉 2. 土鳖虫、地龙宜在夏秋季捕捉 3. 斑蝥须在夏秋清晨露水重时捕捉 4. 桑螵蛸须在秋末至春初采集

课后复习小结：

一、基 本 概 念

1. **道地药材** 指某一药用生物品种，在特定的生态环境和土壤气候情况下，所形成的质量好、产量大、疗效佳的优质药材。

2. **六陈药** 半夏狼毒与茱萸，枳实麻黄共陈皮；六般药物宜陈久，入药方知奏效奇。

二、贮藏养护中药的主要方法

干燥，低温，通风。

第三章

中药的炮制

课前学习要求：

- 熟悉炮制的目的。
- 了解常用主要炮制方法及临床意义。
- 了解中药炮制的含义。

课堂中药分类讲授：

	炮制目的	具体方法
减毒	降低或消除药物的毒性或副作用	1. 大戟、甘遂醋制后可降低毒性 2. 柏子仁去油后可不致滑肠 3. 何首乌酒蒸后可去除致泻作用
	矫味、矫臭	酒制蛇蜕、酒制胎盘、麸炒椿根皮等
	去除杂质和非药用部位	苦杏仁去皮，远志去心
增效	增强药物的疗效	1. 延胡索醋制后能增强止痛作用 2. 马兜铃蜜炙后可增强润肺止嗽功效 3. 淫羊藿用羊脂油制后能增强助阳作用
	转变药物的性能	1. 地黄生用清热凉血，制成熟地黄后则滋阴补血 2. 蒲黄生用行血破瘀，炒炭后可以止血
	引药归经	1. 知母、黄柏盐制以后可增强入肾经作用 2. 柴胡、青皮醋制以后可增强入肝经作用
其他	便于调剂和制剂	矿质类药材经过"煅""淬"等炮制加工，从而使质地变酥脆，有效成分便于煎出
	利于贮藏，保存药效	药材的酒制品、醋制品皆具有防腐作用

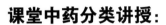

课后复习小结：

一、基　本　概　念

　　炮制,古时又称"炮炙""修事""修治",是指药物在应用或制成各种剂型前,根据医疗、调制、制剂的需要而进行必要的加工处理的过程,它是我国的一项传统制药技术。中药材中不少药物必须经过一定的炮制处理,才能符合临床用药的需要。

二、炮制的目的可以归纳为以下八方面

1. 纯净药材,保证质量,分拣药物,区分等级。
2. 切制饮片,便于调剂制剂。
3. 干燥药材,利于贮藏。
4. 矫味、矫臭,便于服用。
5. 降低毒副作用,保证安全用药。
6. 增强药物功能,提高临床疗效。
7. 改变药物性能,扩大应用范围。
8. 引药入经,便于定向用药。

第四章

中药的作用与性能

课前学习要求：

- 掌握四气、五味所表示的作用及对临床的指导意义,气味配合的原则及规律。
- 掌握升降浮沉的确定依据及所表示的作用,升降浮沉对临床用药的指导意义。
- 掌握归经对临床用药的指导意义,以及为何必须与气味、升降浮沉合参。
- 掌握有毒无毒的确定依据及影响因素,引起中药中毒的原因及使用有毒中药的注意事项,有毒无毒对临床的指导意义及中药中毒的解救原则。
- 熟悉中药药性理论的核心内容,熟悉升降浮沉的转化条件,熟悉归经的表述方法。
- 了解中药性能的含义及内容,四气、五味的具体表述及阴阳属性,归经的依据。

课堂中药分类讲授：

性能	确定依据	举例	作用
四气	四气是从人体对药物的反应中总结出来的。药性的确定是以用药反应为依据,以病证寒热为基准的	热者寒之——能够减轻或消除热证的药物,一般具有寒性或凉性,如黄芩、板蓝根对于发热口渴、咽痛等热证有清热解毒作用,表明这两种药物具有寒性 寒者热之——能够减轻或消除寒证的药物,一般具有温性或热性,如附子、干姜对于腹中冷痛、四肢厥冷、脉沉无力等寒证具有温中散寒作用,表明这两种药物具有热性	1. 温热性的作用 (1)温里散寒:治疗里寒证及表寒证 (2)补火助阳:治疗阳虚证 (3)回阳救逆:治疗亡阳证 (4)温通气血:治疗寒凝气滞血瘀证 (5)副作用:伤阴液 2. 寒凉性的作用 (1)清热泻火:治疗里热证及表热证 (2)养阴:治疗阴虚内热证 (3)凉血:治疗血热证 (4)副作用:伤阳气

续表

性能	确定依据	举例	作用
五味	五味是可以用舌感觉出来的。古人在长期尝试药物的过程中，发现不同味道的药物对疾病产生不同的治疗作用，从而加以总结	药物真实滋味： 　黄连、黄柏之苦 　甘草、枸杞子之甘 　花椒、胡椒之辛 　乌梅、木瓜之酸 　芒硝、昆布之咸 功效推定其味： 葛根、皂角刺并无辛味，但前者有解表散邪作用，常用于治疗表证；后者有消痈散结作用，常用于痈疽疮毒初起或脓成不溃之证。二者的作用皆与"辛能散、能行"有关，故皆标以辛味	1. 辛味 　（1）能散 　　● 散表邪（治表证，荆芥） 　　● 散内结（治痰核瘰疬，夏枯草） 　（2）能行 　　● 行气（治气滞证，陈皮） 　　● 行血（治血瘀证，川芎） 　（3）能润 　　● 润肾燥（治肾虚证，菟丝子） 不良反应：耗气伤阴 2. 苦味 　（1）能泄 　　● 清泄（清热泻火，治火热内炽证，栀子） 　　● 通泄（通便泻下，治热结便秘证，大黄） 　　● 降泄（降肺气，治喘咳，厚朴；降胃气，治呕恶，柿蒂） 　（2）能燥 　　● 清热燥湿（苦寒药治湿热证，黄连） 　　● 燥湿散寒（苦温药治寒湿证，苍术） 　（3）能坚 　　● 黄柏坚肾阴，治肾阴虚相火妄动证 不良反应：伤津、败胃 3. 甘味 　（1）能补养 　　● 补气（治气虚证，人参） 　　● 补血（治血虚证，熟地黄） 　　● 补阴（治阴虚证，麦冬） 　　● 补阳（治阳虚证，巴戟天） 　（2）能缓急 　　● 缓和筋脉拘挛（治筋脉拘挛，甘草） 　　● 缓和急躁易怒（治脏躁病，小麦）

性能	确定依据	举例	作用
			（3）能调和 　●　调和药性，如甘草 （4）能解毒 　●　解食毒、药毒等，如甘草、绿豆 不良反应：腻膈滞胃 4. 酸味 （1）能收涩：治滑脱不禁证 （2）能生津：治津亏口渴证 不良反应：收敛邪气 5. 咸味 （1）能软坚：治瘿瘤，如鳖甲 （2）能泻下：治燥屎内结，如芒硝 不良反应：多食咸则脉凝涩
升降 浮沉	升降浮沉是指药物作用的趋向而言。升与浮、沉与降的趋向相类似，不易严格区分，故通常以"升浮""沉降"合称	升降浮沉临床使用原则： 逆病势（改善病理） 顺病位（直达病所） 1. 病势向上，用沉降药 2. 病势向下，用升浮药 3. 病位在上，用升浮药 4. 病位在下，用沉降药	1. 升浮药物 （1）升阳发表 （2）祛风散寒 （3）涌吐 （4）开窍 2. 沉降药物 （1）泻下 （2）利水 （3）重镇安神 （4）潜阳息风 （5）降逆止呕 （6）止咳平喘
归经	归经就是指药物对于机体某部分的选择性作用——主要对某经（脏腑及其经络）或某几经发生明显的作用，而对其他经作用较小，甚至没有作用	1. 心主神志，当出现精神、思维、意识异常的症候表现，如错迷、癫狂、呆痴、健忘等，可以推断为心的病变。能缓解或消除上述病变的药物，如开窍醒神的麝香、镇惊安神的朱砂、补气益智的人参皆入心经 2. 桔梗、苦杏仁能止咳、平喘，归肺经 3. 全蝎能止抽搐，归肝经	如何看待归经： 1. 脏腑与经络有区别也有联系 2. 一药可以归一经乃至数经，归经越多，说明其作用范围越广泛 3. 归经必须与四气五味、升降浮沉理论结合起来，才能较全面地认识药性 4. 归经的作用部位指中医的脏腑经络，而非西医的解剖学概念 5. 归经指药物在体内的效应所在的位置，而不一定是化学成分的体内分布

续表

性能	确定依据	举例	作用
毒性	广义毒性： 1. 药物总称 2. 药物偏性 3. 药物毒副作用	引起中毒的原因： 1. 医师原因　用量过大，辨证失误，配伍不当，不明炮制对药性的影响等 2. 药师原因　品种混乱，炮制不当，制剂不当，管理不当 3. 患者原因　服用毒药，体质因素等	认识毒性对临床的指导意义： 1. 了解药物有无毒性，以便正确运用 2. 纠正"中药无毒"的不切实说法 3. 通过炮制、配伍等以减毒，保证安全 4. 以毒攻毒，治疗顽疾

课后复习小结：

一、气味配合原则及规律

1. 配合原则　一药只能有一气，但可以有数味。

2. 配合规律　气味俱同则功效相似，气味不同则功效各异，一药数味者功效相兼。

二、影响药物升降浮沉的因素

1. 药物的质地　质轻主升浮，质重主沉降（诸花皆升，唯旋覆花独降；诸子皆降，唯蔓荆子独升）。

2. 药物的性味　辛、甘升浮，酸、苦、咸沉降；温热药升浮，寒凉药沉降。

3. 药物的气味厚薄　气味薄者多主升浮，如紫苏叶、金银花；气味厚者多主沉降，如熟地黄、大黄等。

4. 炮制和配伍

（1）炮制而言，酒炒则升，姜汁炒则散，醋炒则收敛，盐水炒则下行。

（2）配伍而言，在复方配伍中，性属升浮的药物在同较多的沉降药配伍时，其升浮之性可受到一定的制约；性属沉降的药物与较多的升浮药同用时，其沉降之性亦能受到一定程度的制约。

04章 习题

第五章

中药的配伍

课前学习要求：

- 掌握配伍七情。
- 熟悉配伍的目的。
- 了解配伍的含义及内容。

课堂中药分类讲授：

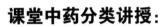

	七情	释义	举例
	独行（单方不用辅也）	单味药治疗疾病	1. 清金散单用一味黄芩治轻度的肺热咳血 2. 独参汤治疗产后失血
增效	相须（同类不可离也）	性能功效相类似的药物配合应用，可以增强原有疗效	1. 石膏与知母配合，能增强清热泻火的治疗效果 2. 大黄与芒硝配合，能增强攻下泻热的治疗效果 3. 全蝎与蜈蚣同用，能明显增强止痉定搐的作用
增效	相使（我之佐使也）	在性能功效方面有某些共性的药物，以一种药为主，另一种药为辅的形式配伍，能提高主药疗效	补气利水的黄芪与利水健脾的茯苓配伍时，茯苓能提高黄芪补气利水的治疗效果
减毒	相畏（受彼之制也）	一种药物的毒性反应或副作用，能被另一种药物减轻或消除	生半夏和生南星的毒性能被生姜减轻或消除
减毒	相杀（制彼之毒也）	一种药物能减轻或消除另一种药物的毒性或副作用	生姜能减轻或消除生半夏和生南星的毒性或副作用
减效	相恶（夺我之能也）	两药合用，一种药物能使另一种药物原有的功效降低，甚至丧失	人参恶莱菔子，因莱菔子能削弱人参的补气作用
增毒	相反（两不相合也）	两种药物合用，能产生或增强毒性反应或副作用	"十八反""十九畏"

课后复习小结：

一、配伍的概念

指在中医药理论指导下，按照病情、治法和药性特点，将两味及两味以上的药物配合同用。

二、配伍的目的

1. 通过配伍，能增强药物的疗效。

2. 扩大治疗范围，适应复杂病情。

3. 通过配伍，减少不良反应。

第六章

用 药 禁 忌

课前学习要求：

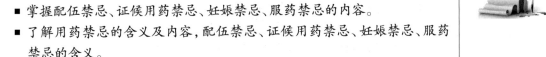

- 掌握配伍禁忌、证候用药禁忌、妊娠禁忌、服药禁忌的内容。
- 了解用药禁忌的含义及内容，配伍禁忌、证候用药禁忌、妊娠禁忌、服药禁忌的含义。

课堂中药分类讲授：

配伍禁忌	十八反	本草名言十八反 半蒌贝蔹及攻乌 藻戟遂芫俱战草 诸参辛芍叛藜芦	甘草反甘遂、大戟、海藻、芫花 乌头反贝母、瓜蒌、半夏、白蔹、白及 藜芦反人参、沙参、丹参、玄参、苦参、细辛、芍药
	十九畏	硫黄原是火中精，朴硝一见便相争。 水银莫与砒霜见，狼毒最怕密陀僧。 巴豆性烈最为上，偏与牵牛不顺情。 丁香莫与郁金见，牙硝难合京三棱。 川乌草乌不顺犀，人参又忌五灵脂。 官桂善能调冷气，若逢石脂便相欺。 大凡修合看顺逆，炮爁炙煿莫相依	硫黄畏朴硝，水银畏砒霜，狼毒畏密陀僧，巴豆畏牵牛，丁香畏郁金，川乌、草乌畏犀角，牙硝畏三棱，官桂畏石脂，人参畏五灵脂
证候用药禁忌	药性不同，作用各有专长和适应范围，临床用药有所禁忌	例：麻黄辛温，表虚自汗、阴虚盗汗、肺肾虚喘者禁止使用；黄精甘平但性质滋腻，易助湿邪，脾虚有湿、咳嗽痰多以及中寒便溏者不宜使用	除药性极为平和者无须禁忌，一般药物都有用药证候禁忌，详见每味药的【使用注意】部分
妊娠禁忌		禁用药： 1. 剧毒药（水银、砒霜等） 2. 药性峻猛药（麝香、水蛭等）	慎用药： 1. 辛热药（附子、肉桂） 2. 滑利药（滑石、瞿麦） 3. 破气药（青皮、枳实） 4. 活血药（川芎、牛膝） 5. 泻下药（大黄、芒硝）

续表

| 服药时的饮食禁忌 | 通忌：烟酒、油腻、腥膻、有刺激性的食物 | 因病设忌：
1. 热性病忌食辛辣、油腻、煎炸品
2. 寒性病忌食生冷食物
3. 脾胃病忌食生冷硬等难消化食物
4. 皮肤病忌食鱼虾蟹、牛羊肉等发物 | 因药设忌：
1. 人参忌萝卜
2. 土茯苓忌茶
3. 茯苓忌醋
4. 地黄、何首乌忌葱、蒜
5. 桔梗忌猪肉等 |

课后复习小结：

　　1. 配伍禁忌　两种药物配伍使用，会产生或增强药物的毒副作用，或降低、消除药物的疗效，因而临床应当避免配伍使用。

　　2. 证候用药禁忌　由于药物的药性不同，其作用各有专长和一定的适应范围，因此，临床用药也就有所禁忌，称"证候禁忌"。一般药物都有证候禁忌，其内容详见各论中每味药物的"使用注意"部分。

　　3. 妊娠禁忌　是指妇女妊娠期治疗用药的禁忌。某些药物具有损害胎元以致堕胎的副作用，所以应作为妊娠禁忌的药物。

　　4. 服药时的饮食禁忌　是指服药期间对某些食物的禁忌，又称食忌。

第七章

用药剂量与用法

课前学习要求：

- 掌握剂量变化的依据，剂量与疗效的关系，中药的煎煮方法及特殊要求，服药方法。
- 熟悉公、市制剂量的计算单位及换算。
- 了解剂量的含义，常用的给药途径及其对疗效的影响，常用剂型。

课堂中药分类讲授：

确定剂量依据	药物的性质（质量，质地，气味，毒性）	1. 剧毒药或作用峻烈的药物，应严格控制剂量，开始时用量宜轻，逐渐加量，一旦病情好转后，应当立即减量或停服，中病即止，防止过量或蓄积中毒。 2. 花叶皮枝等量轻质松及性味浓厚、作用较强的药物用量宜小 3. 矿物介壳质重沉坠及性味淡薄、作用温和的药物用量宜大 4. 鲜品药材含水分较多用量宜大（一般为干品的2~4倍） 5. 干品药材用量当小 6. 过于苦寒的药物也不要久服过量，免伤脾胃 7. 如羚羊角、麝香、牛黄、猴枣、鹿茸、珍珠等贵重药材，在保证药效的前提下应尽量减少用量
	用药方法（配伍，剂型，使用目的）	1. 单味药应用，其量应重，如蒲公英治疗疮痈，单用须30g以上，如配伍其他清热解毒药，其量只需1g左右 2. 汤剂用量重于丸、散剂 3. 主药用量应重于辅药 4. 各种新鲜药材的用量要比干燥药材大 5. 先煎的药物比后下的药物量要重
	患者情况（体质，年龄，性别等）	1. 患者体质壮实者，用量宜稍重，体弱者宜轻 2. 老人及儿童用量当轻，尤以毒、烈药物更应慎重 儿童用药一般药量（毒剧药例外） ■ 年龄在10岁以上用成人量的2/3 ■ 5~10岁用成人量的1/2 ■ 2~4岁用成人量的1/3 ■ 1岁及1岁以内用成人量的1/6~1/4

	疾病轻重	1. 病轻不宜用药过重,病轻药重,药力太过,反伤正气 2. 病重药量可适当增加,病重药轻,药力不及,贻误病情
特殊入药方法	先煎	1. 先煎 30 分钟 2. 质地坚硬药,有毒药
	后下	1. 缩短煎煮时间,有效成分在煎煮中易于挥发的药 2. 有效成分因久煎而易于被破坏的药
	包煎	1. 花粉类药 2. 细小种子类药 3. 含黏液质、淀粉多的药,绒毛类药 4. 动物粪便等
	另煎	贵重药
	烊化	1. 胶质类药 2. 热汤可以溶解的药
	冲服	汁液性药
	泡服	1. 有效成分易溶于水的药 2. 久煎煮降低药效的药
	煎汤代水	灶心土
服药时间	空腹服	1. 峻下逐水药 2. 攻积导滞药 3. 驱虫药
	饭前服	1. 补益药 2. 治疗下焦病的药
	饭后服	1. 消食药 2. 对胃肠有刺激的药 3. 治上焦病和皮肤病的药
	睡前服	安神药
	发病前服	截疟药
	不拘时服	治急重病的药

课后复习小结:

一、中药剂量的含义

中药剂量是指临床应用时的分量。它主要是指每味药的成人一日用量,其次是指方剂中每味药之间的比较分量,也称相对剂量。

二、古今计量单位换算

时间	计量方法	计量换算
明清以来	16 进位制的 "市制"	1 市斤 =16 两 =160 钱 1 两 =10 钱 =100 分 =1 000 厘 =30g
1979 年以后	公制	1kg=1 000g=1 000 000mg
一直以来	数量	生姜三片、蜈蚣 2 条、大枣 7 枚、芦根 1 支、荷叶 1 角、葱白 2 只等

各　论

第八章

解 表 药

课前中医基础导入：

1. **解表药的概念**　凡以发散表邪、解除表证为主要功效的药物,称为解表药。

2. **表邪和表证概念**　当外界气候发生异常,人体抗病能力不足时,外感病邪,便能侵袭人体肌表,则为表邪。由表邪导致的恶寒、发热、头痛、身疼、无汗（或有汗）、脉浮等症,即称为表证。

3. **风邪的性质和致病特点**

性质	致病特点	病症特点
轻扬 阳邪 开泄	头面 伤阳位 肌表	头痛、鼻塞、汗出、恶风
善行 主动 数变	病位游走不定 发病急、变化多、变化快	游走性关节疼痛、风疹
气候变化先导	易兼他邪致病（百病之长或百病之始）	

本章药物导图：

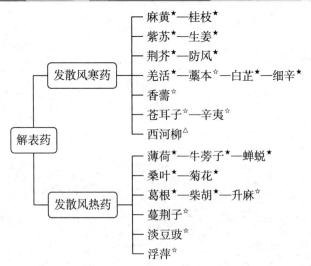

注：本书所有章节药物导图用"一"连接的药物存在异同点辨析。

★、☆和△分别代表重点药、一般药和了解药。

课堂中药分类讲授:

第一节　发散风寒药

药物	性味赋	功效诀	功效与主治		临床应用注意事项
麻黄*	辛温峻汗 微苦能泄	神农本草记麻黄 辛温峻汗解表良 喘平当需宣肺气 消肿连翘赤豆汤	发汗 解表	风寒感冒	**【用量用法】** 1. 煎服　2~10g 2. 生用发汗力强,蜜炙用可减弱发汗之力,且有润肺之功。故发汗解表多生用,平喘止咳多蜜炙用 3. 麻黄节能止汗,欲发汗者宜去节用,名净麻 4. 入汤剂宜先煎去沫 5. 麻黄绒发汗力弱,多用于儿科 **【使用注意】** 1. 本品发汗开肺之力较强,故用量不宜过大 2. 体虚多汗之证忌服
			宣肺 平喘	咳嗽气喘	
			利水 消肿	风水水肿	
桂枝*	辛温散寒 味甘能缓	桂枝春发岭南苗 发汗解肌营卫调 温通经脉暖四末 助阳化气水饮消 平冲降逆治奔豚	发汗 解肌	风寒感冒	**【用量用法】** 1. 煎服　3~10g 2. 桂枝古方用老枝,去粗皮;今用嫩枝,不用去皮 **【使用注意】** 本品温通助阳易伤阴,故风热证、血证、阴虚火旺、孕妇及月经过多者忌服 **【桂六药】** 1. 桂皮为樟科植物天竺桂、阴香、细叶桂或川桂等的树皮,功能温暖中焦,多做食料 2. 肉桂为樟科肉桂的干燥树皮,长于补命门火 3. 官桂为肉桂的粗枝皮或5~6年的幼树树干皮,功似肉桂而力弱 4. 桂心为肉桂除去内外皮的中间部分,功似肉桂而力强 5. 桂心木为肉桂的木质部,不堪入药 6. 桂枝为樟科肉桂的干燥嫩枝,发表解肌,温阳化气,温通经脉
			温通 经脉	脘腹冷痛、经闭痛经、关节痹痛等寒凝血滞诸痛证	
			助阳 化气	痰饮,水肿	
			平冲 降逆	心悸,奔豚	

药物	性味赋	功效诀	功效与主治		临床应用注意事项
紫苏*	辛温解表散 能行能散	紫苏辛温散表寒 宽中行气脾胃痊 鱼蟹诸毒都能解 身怀六甲把胎安	解表 散寒	风寒感冒	【用量用法】 1. 煎服 5~10g 2. 发散风寒宜用紫苏叶,行气宽中宜用紫苏梗
			行气 宽中	脾胃气滞, 胸闷呕吐	【使用注意】 1. 本品辛散耗气,气虚或表虚者不宜用 2. 本品发汗解表散寒之力缓和,轻证可以单用,重证须与其他发散风寒药合用
			解鱼 蟹毒	鱼蟹中毒 所致腹痛 呕吐	
生姜*	辛而微温 药食两用	生姜本是寻常物 散寒温中效却殊 止呕消痰开胃气 除却半夏南星毒	解表 散寒	风寒感冒	【用量用法】 1. 内服 3~10g 2. 杀生半夏、生南星之毒 【使用注意】 本品伤阴助火,故阴虚火旺及疮疡热毒之证忌用
			温中 止呕	脾胃寒证、 胃寒呕吐	【其他用药】 1. 生姜皮,味辛,性凉,有和中、利水、消肿之功。用治水肿、小便不利
			化痰 止咳	寒痰咳嗽	2. 生姜汁,味辛,性微温,辛散之力较强,有开痰、止呕之功。可用于恶心呕吐不止及痰迷昏厥的急救
			解鱼 蟹毒	鱼蟹中毒	3. 煨姜,味辛,性温,辛散之力不及生姜,而温中止呕之效则较生姜为胜。适用于胃寒呕吐及腹痛泄泻等症
荆芥*	辛香疏散 微温不燥	荆芥祛风能解表 透疹消疮痒能疗 性平止血疗吐衄 此效为炭药须炮	祛风 解表	外感表证	【用量用法】 1. 煎服 5~10g 2. 荆芥穗发汗之力大于荆芥 3. 无汗生用,有汗炒用,止血炒炭用
			透疹 消疮	麻疹不透、 风疹瘙痒	【使用注意】 1. 药性和缓,为发散风寒药中药性最为平和之品
				疮疡初起 兼有表证	2. 对于外感表证,无论风寒、风热或寒热不明显者,均可广泛使用
			止血	吐衄下血	

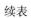

续表

笔记

药物	性味赋	功效诀	功效与主治		临床应用注意事项
防风*	辛甘微温 风中润剂	此物祛风解表能 本草乃予防风名 胜湿止痛行着痹 更兼止痒止痉功	祛风 解表	外感表证， 风疹瘙痒	**【用量用法】** 1. 内服　5~10g 2. 发表宜生用，止血炒炭用 **【使用注意】** 1. 阴虚火旺、无风寒湿邪者不宜服 2. 祛风要药，内风、外风均可治疗
			胜湿 止痛	风湿痹痛	
			止痉	破伤风证	
羌活*	辛温味苦 气雄升散	羌活其物状若蚕 解表散寒太阳端 疗痹祛风胜湿药 能解肢节疼痛难	解表 散寒	风寒感冒	**【用量用法】** 内服　3~10g
			祛风 胜湿	风寒湿痹	**【使用注意】** 1. 本品辛香温燥之性较烈，故阴血亏虚者慎用 2. 用量过多，易致呕吐，脾胃虚弱者不宜服
			止痛	善于治疗 腰以上的 风湿痹痛	
细辛*	根细味辛 温散有毒	细辛解表能散寒 温肺化饮本领强 祛风止痛通鼻窍 有毒须慎不过钱	解表 散寒	风寒感冒	**【用量用法】** 1. 内服　1~3g 2. 研末，每次0.5~1g 3. 外用　适量 **【使用注意】** 1. 古有单用细辛研末服用不可过一钱之说，过多则令人闷塞不通致死，故用时宜慎 2. 反藜芦 3. 本品能耗散正气，伤阴助火，故凡气虚多汗、阴虚火旺、血虚内热，以及干咳无痰之证，均应忌用
			祛风 止痛	头痛，牙痛， 风湿痹痛	
			通鼻窍	鼻渊	
			温肺 化饮	肺寒咳喘	
白芷*	辛温散寒 芳香通窍	白芷解表散寒灵 祛风止痛发痈脓 燥湿止带妇人病 功在阳明鼻窍通	解表 散寒	风寒感冒	**【用量用法】** 1. 内服　3~10g 2. 外用　适量，研末敷 **【使用注意】** 1. 本品辛散温燥，能耗血散气，故不宜用于阴虚火旺之证 2. 痈疽溃后宜渐减去
			祛风 止痛	头痛，牙痛， 风湿痹痛	
			通鼻窍	鼻渊	
			燥湿 止带	带下证	
			消肿 排脓	疮痈肿毒	

药物	性味赋	功效诀	功效与主治		临床应用注意事项
香薷☆	辛温散寒 升浮解表	夏月麻黄是香薷 解表功强自不俗 化湿和胃同中异 水气能消肿能除	发汗 解表	外感风寒， 内伤暑湿， 恶寒发热， 头痛无汗， 腹痛吐泻	【用法用量】 内服　3~10g 【使用注意】 1. 用于发表，量不宜过大，且不 宜久煎 2. 用于利水消肿，量宜稍大，且 须浓煎
			化湿 和中		
			利水 消肿	水肿，小便 不利，脚气 浮肿	
藁本☆	辛温燥散 气雄位高	藁本擅疗巅顶痛 药有发表散寒功 风寒湿气杂成痹 此药除湿亦祛风	祛风 散寒	风寒感冒， 巅顶疼痛	【用量用法】 1. 内服　3~10g 2. 外用　适量，煎汤洗或研末敷 【使用注意】 本品辛温香燥，凡阴血亏虚、肝 阳上亢、火热内盛之头痛者忌服
			除湿 止痛	风寒湿痹	
苍耳子☆	辛苦归肺 温有小毒	苍耳遍地莫需寻 通窍疗渊却如神 祛风散寒能解表 痹痛能除炒用真	祛风 散寒	风寒感冒	【用量用法】 内服　3~10g；或入丸散 【使用注意】 1. 本品辛温有毒，过量服用易致 中毒，引起呕吐、腹痛、腹泻 等，故用量不宜过大 2. 血虚头痛者不宜服 【品种之异】 1. 苍耳子重在通鼻窍 2. 苍耳叶功能祛风清热解毒 3. 苍耳虫外用解毒消肿
			通鼻窍	治鼻渊之 良药	
			散风湿	风湿痹痛	
辛夷☆	辛温质轻 芳香通窍	辛夷树上木兰花 花蕾入药本一家 鼻渊能通芳香味 散去风寒此效佳	散风寒	风寒感冒	【用量用法】 1. 内服　3~10g 2. 本品有毛，易刺激咽喉，入汤 剂宜用纱布包煎 3. 外用　适量，烘干研细粉吹鼻 【使用注意】 阴虚火旺者忌服
			通鼻窍	鼻渊	
西河柳△	味甘性平 解表透疹	柽柳又名西河柳 嫩枝发表透疹出 尚兼能止风湿痛 外用能服均适宜	发表 透疹	麻疹初期， 疹出不透	【用量用法】 1. 内服　3~6g 2. 外用　适量，煎汤擦洗
			发散 风邪	风湿痹痛	

第二节 发散风热药

药物	性味赋	功效诀	功效与主治		临床应用注意事项
薄荷★	辛凉轻浮 芳香通窍	苏地薄荷药芬芳 散风透热赖辛凉 头目清利暑秽祛 疏肝利咽透疹常	疏散风热 清利头目	外感风热 证风热头 痛、目赤证	【用量用法】 1. 内服 3~6g 2. 其叶长于发汗,梗偏于理气 3. 炒用减少辛散之功,适用 于有汗者 【使用注意】 1. 本品芳香辛散,发汗耗气, 故体弱汗多者不宜服 2. 入煎剂宜后下
			利咽透疹	风热上攻 咽喉肿痛, 麻疹透发 不畅之证	
			疏肝行气	肝郁气滞, 胸闷胁痛	
			辟秽气	暑邪内郁 之腹痛吐 泻证	
牛蒡子★	辛散苦泄 寒能清热	大力牛子擅疏风 散热透疹解毒功 利咽消肿须留意 滑肠便溏莫安行	疏散风热	外感风热, 咽喉肿痛, 发热咳嗽	【用量用法】 1. 内服 6~12g,入汤剂宜捣碎 2. 炒用寒性略减 【使用注意】 本品性寒滑利,气虚便溏者 慎用
			解毒透疹	麻疹透发 不畅,风热 疹痒	
			利咽消肿	热毒痈肿, 咽痛,痄腮	
蝉蜕★	甘寒退热 轻浮宣散	蝉蜕药是知了衣 疏风散热透疹疾 目翳睛赤功不逊 止痉赖以把风息	疏散风热	外感风热, 温病初起, 发热音哑	【用量用法】 内服 3~6g;或研末冲服 【使用注意】 孕妇慎用
			透疹止痒	麻疹透发 不畅,风热 疹痒	
			明目退翳	风热目赤, 翳膜遮睛	
			息风止痉	肝经风热, 小儿惊啼, 破伤风	
桑叶★	甘寒清润 苦泄疏散	陌上桑叶处处生 疏风散热把金清 凉血止血温家喜 平肝能还目珠明	疏散风热	外感风热	【用量用法】 1. 内服 5~10g;或入丸散 2. 一般生用,如肺热燥咳宜蜜 炙用;蜜炙能增强润肺止
			清肺润燥	肺热咳嗽, 燥热咳嗽	

笔记

续表

药物	性味赋	功效诀	功效与主治		临床应用注意事项
			平肝明目	肝阳上亢，目赤肿痛，眩晕	咳的作用，肺燥咳嗽多用蜜炙桑叶 3. 外用　煎水洗眼
			凉血止血	血热吐血	
菊花★	甘苦微寒 清香疏泄	白菊九九映重阳 疏风清热常伴桑 平肝明目眩晕定 热毒清解愈痈疮	疏风清热	感冒风热，温病初起	【用量用法】 内服　5~10g；或入丸散或泡茶饮
			平肝明目	目赤肿痛，眩晕，肝阳上亢	【品种之异】 1. 白菊花味甘、清热力稍弱，长于平肝明目 2. 黄菊花味苦，泄热力较强，常用于疏散风热 3. 野菊花味甚苦，清热解毒的力量很强
			清热解毒	疮痈肿毒	
葛根★	甘辛性平 轻扬升散	野葛粉葛状不同 解肌退热一般功 透疹生津能止渴 升阳止泻热痢停	解肌退热	表证发热，头痛项强	【用量用法】 1. 内服　10~15g 2. 退热生津宜生用；止泻宜煨用 3. 葛花性味甘平，功能解酒毒，醒脾和胃，常用量6~12g
			透疹	麻疹透发不畅	
			生津止渴	胃热口渴	
			升阳止泻	脾虚泄泻，湿热泻痢	
柴胡★	辛苦微寒 可升可散	和解退热少阳家 升阳举陷东垣夸 疏肝解郁逍遥叹 柴胡功著效须察	和解退热	伤寒邪在少阳经	【用量用法】 1. 内服　3~10g；或入丸散 2. 醋炒可缓和升散之性 3. 解表退热宜生用，且用量宜稍重 4. 疏肝解郁宜醋炙，升阳可生用或酒炙
			疏肝解郁	肝郁气滞	
			升举阳气	气虚下陷，脏器脱垂	【使用注意】 本品具有升发之性，故凡而气逆不降，或阴虚火旺，虚阳上升者，均宜慎用
升麻☆	甘辛微寒 轻浮上行	鬼脸升麻貌不殊 清热能解斑疮毒 解表透疹发不畅 升阳能举陷气出	解表透疹	风热感冒头痛，麻疹透发不畅	【用量用法】 1. 内服　3~10g 2. 发表透疹解毒宜生用；升举中气宜炙用

续表

药物	性味赋	功效诀	功效与主治		临床应用注意事项
			清热解毒	热毒所致的斑疹、牙龈腐烂恶臭、口舌生疮、咽喉肿痛、疮疡等	**【使用注意】** 本品升散力强，凡阴虚火旺、麻疹已透、肝阳上亢，以及气逆不降等证，均当忌用
			升举阳气	气虚下陷，脏器脱垂	
蔓荆子☆	辛苦微寒 轻浮上行	蔓荆不与诸子同 此药独升擅疏风 散热能把头目利 目赤耳鸣此君功	疏散风热	风热感冒，头晕头痛	**【用量用法】** 内服 5~10g
			清利头目	目赤肿痛，耳鸣耳聋	**【使用注意】** 脾虚滑肠，气虚便溏者慎用
淡豆豉△	寒而微苦 辛甘宣透	淡豆豉有发酵香 解表擅医外感良 除烦能发胸中郁 仲景伤寒栀子汤	解表	伤风感冒、发热、恶寒、头痛等	**【用量用法】** 内服 6~12g **【使用注意】** 1. 本品由于加工所用辅料的不同而性质亦异 2. 用麻黄、紫苏同制，药性偏于辛温，适用于外感风寒之证 3. 用桑叶、青蒿同制，药性偏于寒凉，适用于外感风热或温病初起之证
			除烦宣发郁热	热病烦闷	
浮萍△	辛寒退热 轻浮升散	紫背浮萍水中生 解表发汗功效宏 止痒能透小儿麻 消肿善利溲不通	发汗解表	外感风热	**【用量用法】** 1. 内服 3~9g 2. 外用 适量，煎汤浸洗
			透疹止痒	麻疹外出不畅	**【使用注意】** 表虚自汗者不宜使用
			利尿消肿	风水水肿，小便不利	

国家执业药师(中药学)考点精析：

小单元	细目	要点
一、用知总要	1. 性能主治	(1)解表药的性能功效 (2)解表药的适应范围
	2. 分类	解表药的分类及各类的性能特点
	3. 配伍与使用注意	(1)解表药的配伍方法 (2)解表药的使用注意

小单元	细目	要点
二、辛温解表药	1．麻黄、桂枝、紫苏、生姜、荆芥、防风、羌活、细辛、白芷	（1）各药的药性、性能特点 （2）各药的功效、主治病证 （3）各药的用法、使用注意 （4）细辛的用量 （5）与各单元功效相似药物的药性、功效及主治病证的异同 （6）麻黄、桂枝、细辛的主要药理作用 （7）麻黄配桂枝，麻黄配苦杏仁，麻黄配石膏，桂枝配白芍，细辛配干姜、五味子的意义
	2．香薷、藁本、苍耳子、辛夷	（1）各药的药性 （2）各药的功效、主治病证 （3）各药的用法、使用注意 （4）与各单元功效相似药物的药性、功效及主治病证的异同
	3．西河柳	（1）药性、功效、用法、使用注意 （2）与各单元功效相似药物的药性及功效的异同
三、辛凉解表药	1．薄荷、牛蒡子、蝉蜕、桑叶、菊花、葛根、柴胡	（1）各药的药性、性能特点 （2）各药的功效、主治病证 （3）各药的用法、使用注意 （4）与各单元功效相似药物的药性、功效及主治病证的异同 （5）葛根、柴胡的主要药理作用 （6）柴胡配黄芩，生葛根配黄芩、黄连，菊花配枸杞子，蝉蜕配胖大海，桑叶配菊花，桑叶配黑芝麻的意义
	2．升麻、蔓荆子	（1）各药的药性 （2）各药的功效、主治病证 （3）各药的用法、使用注意 （4）与各单元功效相似药物的药性、功效及主治病证的异同
	3．淡豆豉、浮萍、木贼	（1）各药的药性 （2）各药的功效 （3）各药的用法、使用注意 （4）与各单元功效相似药物的药性及功效的异同

一、用知总要

1．性能主治

（1）性能功效：主具发散解表功效，兼能宣肺、利水、透疹、祛风湿等。

（2）适应范围：主要适用于外感风寒或风热所致的恶寒、发热、头疼、身痛、无汗（或有汗）、脉浮等表证。部分药物还可用于咳喘、水肿、疹发不畅及风湿痹痛等。

2. 解表药分类及性能特点

（1）辛温解表药：又称发散风寒药，性味多辛温，主能发散风寒，发汗力强，主治外感风寒表证，兼治风寒湿痹、咳喘、水肿兼表等。

（2）辛凉解表药：又称发散风热药，性味多辛凉，主能疏散风热，发汗力虽较缓和，但长于透解表热，主治外感风热表证，兼治风热咳嗽、麻疹不透、目赤多泪等。

3. 配伍与使用注意

（1）配伍方法：表证兼虚者，须视其阳虚、气虚、阴虚之不同情况，分别配伍助阳、益气、养阴等扶正之品，以扶正祛邪；辛凉解表药用于温病初起，应适当配伍清热解毒药。

（2）使用注意：①使用发汗力强的解表药，要注意掌握用量，中病即止，不可过汗，以免损伤阳气和津液。②体虚多汗及热病后期津液亏耗者忌服。③对久患疮痈、淋病及失血患者，虽有外感表证，也要慎重使用。④入汤剂不宜久煎，以免有效成分挥发过多而降低疗效。

二、功效相似药组的异同

1. 麻黄与桂枝功效主治之鉴别

（1）相同点：二药都能发汗解表，治疗风寒表实无汗证，常相须为用。

（2）同中之异：

- 麻黄发汗力强，桂枝发汗力弱。
- 桂枝味甘兼补，宜于风寒表虚有汗证。

（3）不同点：

- 麻黄又能宣肺平喘、利水消肿，治风寒犯肺之咳喘以及风水水肿等，为桂枝所不俱。
- 桂枝又能温通经脉、助阳化气、平冲降逆，治寒凝血脉证、胸阳痹阻证，蓄水证等，为麻黄所不备。

2. 紫苏与生姜功效主治之鉴别

（1）相同点：发汗解表之中兼能止咳，常用治外感风寒客肺之咳嗽痰多；且均能解鱼蟹毒，用于食鱼蟹中毒，腹痛吐泻。

（2）同中之异：

- 紫苏发汗力较强，宣肺以止咳。
- 生姜发汗解表力较弱，温肺以止咳。

（3）不同点：

- 紫苏又善理气醒脾以宽中、止呕、安胎，既可用治外感风寒兼气滞胸闷者，又常用治脾胃气滞、胸闷呕吐及胎气上逆、胎动不安。
- 生姜适用于外感风寒轻证或作辛温解表剂中的辅助药，尤善温中止呕，有"呕家圣药"之美称，随证配伍可治多种呕吐证，以胃寒呕吐尤宜。此外尚可解半夏、天南星之毒。

3. 荆芥与紫苏功效主治之鉴别

（1）相同点：均能发汗解表。

（2）同中之异：

• 紫苏性温散寒。

• 荆芥微温性缓不烈。

（3）不同点：

• 紫苏散寒力强，偏入气分，又能理气宽中。

• 荆芥祛风力胜，偏入血分，炒炭又能止血。

理气方中常用紫苏，理血剂当中多用荆芥。

4. 荆芥与防风功效主治之鉴别

（1）相同点：味辛性微温，温而不燥，对于外感表证，无论是风寒感冒，还是风热感冒两者均可使用。

（2）同中之异：

• 荆芥质轻透散，发汗之力较防风为强，风寒感冒、风热感冒均常选用。

• 防风质松而润，祛风之力较强，为"风药之润剂"，又能胜湿、止痛、止痉，可用于外感风湿、头痛如裹、身重肢痛等证。

（3）不同点：荆芥又能透疹、消疮、止血。

5. 藁本与羌活功效主治之鉴别

（1）相同点：二药同能散寒祛风、除湿止痛。

（2）同中之异：

• 在发散表邪方面，羌活之力大于藁本。

• 在治疗头痛方面，羌活长于治头项强痛，藁本长于治巅顶头痛。

• 在除湿方面，羌活优于藁本且善治上半身风湿痹痛。

6. 羌活、藁本、白芷、细辛功效主治之鉴别

（1）相同点：四者均辛温发散，皆能除风寒、风湿、寒湿、风寒湿邪而止痛。

（2）不同点：

• 羌活气雄上升，主散肌表游风，善除筋骨间风湿与风寒湿痹而止痛。

• 藁本也具有散雄壮之气，善达头之巅顶，以止头痛连齿颊，妇女癥瘕。

• 白芷辛散香通，温燥上升力强，除治肺、胃二经风寒所致之证外，尚有消肿排脓、燥湿止痒、止带之功。

• 细辛温散风寒湿邪力强，善能通窍止痛，又能温化寒饮、下气降痰，并善治寒犯少阴，阳虚外感，发热，脉搏沉证。

7. 薄荷、牛蒡子、蝉蜕功效主治之鉴别

（1）相同点：疏散风热、透疹、利咽。

（2）同中之异：

• 疏散之力，薄荷＞牛蒡子＞蝉蜕

• 透疹之功，蝉蜕＞薄荷＞牛蒡子

• 利咽之效，牛蒡子＞薄荷＞蝉蜕

（3）不同点：

• 薄荷清利头目、疏肝解郁，治疗肝热目疾及肝气郁结证。

- 牛蒡子宣肺祛痰、解毒通便,治疗肺热咳嗽痰多及便秘等。
- 蝉蜕退翳、止痉,治疗翳膜遮睛及惊风抽搐。

8. 桑叶与菊花功效主治之鉴别

(1)相同点:治疗外感风热、发热头痛及目赤肿痛等证,两药往往相须为用。

(2)同中之异:

- 疏散风热方面,桑叶优于菊花。
- 清肝明目、平肝潜阳方面,菊花优于桑叶。

(3)不同点:

- 桑叶疏风清肺的功效较好,长于治肺燥咳嗽。
- 菊花则长于平肝阳,且能清热解毒。

9. 柴胡与葛根功效主治之鉴别

(1)相同点:二者轻清升散的功用相近似,故在解表退热时常同用。

(2)同中之异:

- 柴胡苦辛微寒,入肝胆经,主散少阳半表半里之邪,善疏散退热,主治少阳寒热往来及外感高热。
- 葛根甘辛性凉,入脾胃而善发表解肌退热,主治外感表证项背强痛。

(3)不同点:

- 柴胡能疏肝解郁,配益气药可升阳举陷,用于子宫脱垂、脱肛,然无生津解渴之功。
- 葛根有生津止渴作用,能生发清阳,用于水泻,然无疏肝解郁功能。

10. 葛根、升麻、柴胡功效主治之鉴别

(1)相同点:均能发表解热、升举阳气。

(2)同中之异:

- 发表清热之力:柴胡＞葛根＞升麻
- 升阳举陷之力:升麻＞葛根＞柴胡
- 葛根与升麻都能透疹,透疹之力:升麻＞葛根

(3)不同点:

- 柴胡主散少阳之邪,善治寒热往来,又可疏肝解郁。
- 葛根为阳明经之主药,又能鼓舞胃气上升而生津止渴,煨熟能升阳止泻。
- 升麻能散肌表风邪,善升脾胃之阳气,主治阳气下陷,久泻、脱肛、子宫下垂等证。

三、药物配伍

1. 麻黄配桂枝 麻黄辛温,功善宣肺发汗解表;桂枝辛甘温,功能发汗解表、助阳通脉。两药相合,发汗解表力强,治风寒表实无汗功著。

2. 麻黄配苦杏仁 麻黄辛温宣散,功善宣肺平喘、发表散寒;苦杏仁苦温润降,功善平喘止咳,略兼宣肺。两药相合,善宣肺降气而平喘止咳,治喘咳气逆功著,证属风寒束肺者尤宜。

3. 麻黄配石膏 麻黄辛温,功善宣肺平喘、发汗解表;石膏辛甘性寒,功能清热泻火、除烦解肌。两药相合,清肺平喘兼透表热,治肺热咳喘效佳。

4. 桂枝配白芍 桂枝辛甘性温,功能发表助阳、温通经脉;白芍酸甘微寒,功能养血敛阴止汗。两药相合,收散并举,共奏调和营卫、散风敛营、解肌发表之功,治风寒表虚有汗每用。

5. 细辛配干姜、五味子 细辛辛辛温,祛风散寒、温肺化饮;干姜辛热,温中散寒、温肺化饮;五味子酸温,敛肺气、滋肾阴。三药相合,温燥中有敛润,既善温肺化饮,又不耗气伤阴,治寒饮喘咳日久者效佳。

6. 柴胡配黄芩 柴胡苦辛微寒,善疏散退热;黄芩苦寒,善清热泻火。二药合用,清解半表半里之邪热效强,治少阳寒热往来效著。

7. 生葛根配黄芩、黄连 生葛根甘辛性凉,功能解肌退热、升阳止泻;黄芩、黄连苦寒,功善清热燥湿、泻火解毒。三药合用,既清热燥湿解毒,又透热升阳止泻,主治湿热泻痢初起。

8. 菊花配枸杞子 菊花辛甘微寒,功能清肝明目、益阴平肝;枸杞子甘平,功能滋补肝肾明目。二药合用,补肝肾明目力强,肝肾亏虚之视物昏花用之效佳。

9. 蝉蜕配胖大海 蝉蜕甘寒质轻,功能疏散风热、宣肺疗哑;胖大海甘寒,功能清宣肺气、利咽开音。两药相合,清宣肺气、利咽开音力强,善治风热或肺热之咽痛音哑。

10. 桑叶配菊花 桑叶苦甘寒,菊花辛甘苦微寒,二药均能疏散风热、平肝明目,合用后药力更强,善治风热感冒、温病初起、风热或肝热目赤、肝阳眩晕及肝肾亏虚目暗不明。

11. 桑叶配黑芝麻 桑叶平肝益阴明目,黑芝麻补精血润肠。二药合用,补肝肾明目力强,治肝肾亏虚视物昏花效佳,兼肠燥便秘者尤宜。

四、药 理 作 用

1. 麻黄 本品有促进发汗、解热、镇痛、抗炎、抗菌、抗病毒、抗过敏、镇咳、祛痰、平喘、利尿、强心、升高血压及兴奋中枢等作用。

2. 桂枝 本品有促进发汗、解热、扩张皮肤血管、抗菌、抗病毒、镇静、抗惊厥、抗炎、抗过敏、增加冠脉血流量、强心、利尿、健胃、促进胃肠蠕动及抑制肿瘤等作用。

3. 细辛 本品有解热、镇痛、镇静、抗炎、抑菌、抗组胺、抗变态反应、松弛支气管平滑肌等作用。

4. 葛根 本品有解热、扩张皮肤血管、镇静、抗过敏、扩张冠状动脉、改善心脏功能、改善脑循环、抗缺氧及降血压等作用。

5. 柴胡 本品有解热、镇静、镇痛、镇咳、抗炎、抗菌、抗病毒、保肝利胆、降血脂及抗消化道溃疡等作用。

第九章

清 热 药

课前中医基础导入：

1. **清热药的概念**　凡药性寒凉，以清解里热为主要功效的药物，称为清热药。

2. **"火""热"的性质和致病特点**

性质	致病特点	病症特点
上炎	一派阳热征象 易扰心神	发热、面赤、口舌生疮、牙龈肿痛、心烦、神昏
燔灼	易伤津液，易于耗气	口渴、尿少、便结、神疲乏力、少气懒言
急迫	易于生风 易于动血 发病急、传变快	抽搐、目睛上吊、脉数、出血
腐物	易致肿疡	局部红肿热痛、化脓溃烂

本章药物导图：

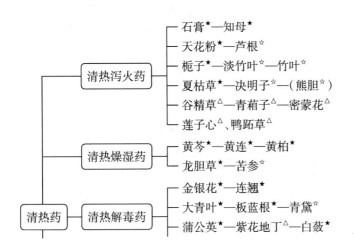

清热药 — 清热泻火药
- 石膏*—知母*
- 天花粉*—芦根☆
- 栀子*—淡竹叶☆—竹叶☆
- 夏枯草*—决明子☆—（熊胆☆）
- 谷精草△—青葙子△—密蒙花△
- 莲子心△、鸭跖草△

清热燥湿药
- 黄芩*—黄连*—黄柏*
- 龙胆草*—苦参☆

清热解毒药
- 金银花*—连翘*
- 大青叶*—板蓝根*—青黛☆
- 蒲公英*—紫花地丁△—白蔹*

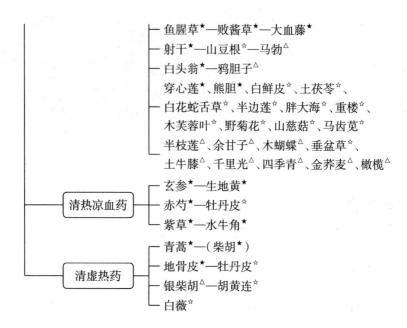

```
                    ┌─ 鱼腥草*—败酱草*—大血藤*
                    ├─ 射干*—山豆根*—马勃△
                    ├─ 白头翁*—鸦胆子△
                    │  穿心莲*、熊胆*、白鲜皮✩、土茯苓✩、
                    ├─ 白花蛇舌草✩、半边莲✩、胖大海✩、重楼✩、
                    │  木芙蓉叶✩、野菊花✩、山慈菇✩、马齿苋✩、
                    │  半枝莲△、余甘子△、木蝴蝶△、垂盆草△、
                    └─ 土牛膝△、千里光△、四季青△、金荞麦△、橄榄△
           清热凉血药 ┌─ 玄参*—生地黄*
                    ├─ 赤芍*—牡丹皮✩
                    └─ 紫草*—水牛角*
           清虚热药  ┌─ 青蒿*—（柴胡*）
                    ├─ 地骨皮*—牡丹皮✩
                    ├─ 银柴胡△—胡黄连✩
                    └─ 白薇✩
```

课堂中药分类讲授：

第一节　清热泻火药

药物	性味赋	功效诀	功效与主治		临床应用注意事项
石膏*	辛甘大寒沉以降热	石膏白虎大青龙煅用敛疮疡科能除烦止渴逐狂热清热泻火将勋功	清热泻火，除烦止渴	肺胃气分实热证、肺热喘咳、胃热呕吐、胃火头痛、牙龈肿痛、口疮	【用量用法】 1. 内服　15~60g，大剂量120~240g 2. 内服生用，粉碎先煎，徐徐温服 3. 外用　适量，须煅后研细末掺敷 【使用注意】 胃寒食少者不宜服
			敛疮生肌	煅后外用治疮疡不敛、湿疹、烫伤	
知母*	苦寒兼甘清润兼备	知母去毛肉宜肥清热泻火气分归滋阴润燥除蒸热消烦止渴润津亏	清热泻火	在外治外感热病、高热烦渴、在内上治肺热咳嗽、中治胃热消渴、下治阴虚骨蒸	【用量用法】 1. 内服　6~12g 2. 生知母泻火功效较强，宜用于肺胃实热 3. 盐知母微咸入肾，长于滋阴，宜用于肾阴不足，相火浮动及骨蒸劳热等证 【使用注意】 知母苦寒滋阴、缓泻，故脾虚便溏者不宜使用
			滋阴润燥	上养肺阴，中益胃阴，下滋肾阴	

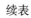

续表

笔记

药物	性味赋	功效诀	功效与主治		临床应用注意事项
天花粉★	甘酸生津 苦寒清肺	胸胃烦热赖之清 生津止渴肺金行 消肿排脓结可散 蒌根花粉物相同	清热 生津	肺热燥咳, 热病伤津, 口渴	**【用量用法】** 1. 内服 10~15g 2. 外用 适量 **【使用注意】** 1. 反乌头 2. 孕妇忌服
			消肿 排脓	痈肿疮疡	
栀子★	苦寒轻浮 清三焦热	栀子花开结子成 泻火清热配豉功 凉血解毒吐衄已 利湿清热便淋通	泻火 除烦	热病心烦, 高热烦躁	**【用量用法】** 1. 内服 6~10g 2. 外用 适量,研末调敷或鲜 品捣敷 **【使用注意】** 栀子有缓泻功效,故脾虚便溏 者不宜服 **【药用部位】** 外热用皮,内热用仁;生用清 热,炒黑止血,姜汁炒止呕除烦
			清热 利湿	湿热黄疸, 小便短赤, 热淋,血淋	
			凉血 解毒	血热出血, 痈肿疮毒, 外用治疗扭 挫伤	
夏枯草★	苦寒兼辛 主入肝胆	万木葱茏夏草枯 清肝泻火明目珠 独走厥阴肝阳降 散结堪医瘰疬毒	清肝火	肝火上炎, 目赤肿痛	**【用量用法】** 1. 内服 煎汤,9~15g,熬膏 或入丸散 2. 外用 适量,煎水洗或捣敷 **【使用注意】** 脾胃虚弱者慎用
			散郁结	瘰疬,瘿瘤	
芦根☆	甘寒肺胃 清淡不腻	芦根清热水畔生 除烦止呕润降行 清肺上焦痈疡愈 利尿下元热淋通	除烦 止渴	热病烦渴	**【用量用法】** 内服 干品15~30g(剂量宜 大),鲜品30~60g,如单用捣汁 者,宜适当增大剂量 **【使用注意】** 脾胃虚寒者忌服
			止呕	胃热呕哕	
			清热 泻火	肺热咳嗽, 肺痈吐脓	
			利尿	热淋涩痛	
竹叶☆	清香味甘 寒以清热	竹叶清香味甘寒 淡竹性味功效同 清热利尿用鲜品 清心除烦嫩叶佳	清热 利尿	小便黄赤短 少、淋痛	**【用量用法】** 煎服 15~30g **【使用注意】** 阴虚火旺,骨蒸潮热者忌用
			清心 除烦	口舌生疮, 热病烦躁, 胃热口渴	
淡竹叶☆	甘寒清香 味淡利窍	淡竹叶是草本源 功用颇似竹叶堪 淡竹利尿效更好 竹叶清心擅除烦	清热 泻火	热病烦渴	**【用量用法】** 煎服 干品6~10g,鲜药用量 可加倍,15~30g **【使用注意】** 阴虚火旺,骨蒸潮热者忌用
			除烦, 利尿	用治心、胃火 盛,口舌生疮 及移热小肠 热淋涩痛	

药物	性味赋	功效诀	功效与主治		临床应用注意事项
决明子☆	甘寒苦咸 炒黄味香	马蹄如豆是决明 清热能疗肿痛睛 润滑通便肠中燥 炒用芬芳效胜生	清热 明目	目赤肿痛， 羞明多泪， 目暗不明	【用量用法】 1. 煎服　10~15g 2. 研末　每次3~6g 3. 降血脂可用至30g
			润肠 通便	肠燥便秘	【使用注意】 气虚便溏者不宜用
莲子心△	苦寒清心 泻南补北	自古莲子心中苦 安神只因清大主 血热吐血药能止 涩精既济坎离苦	清心 安神	心火亢盛失 眠、心悸等	【用量用法】 煎服　2~5g
			涩精 止血	心肾不交之 遗精，以及 血热吐血	【使用注意】 气虚便溏者不宜用
鸭跖草△	苦寒味甘 近水利水	鸭跖草茂水边生 解毒可已咽中疼 蛇毒生用效尤妙 清热利尿淋家通	清热 解毒	外感发热， 或热性病发 热不退，或 咽喉肿痛， 以及痈肿疮 疡等	【用量用法】 1. 煎服　15~30g 2. 鲜品用量加倍 3. 外用　适量
			利水 消肿	小便不利、 水肿，或湿 热下注膀胱、 小便淋沥涩 痛等	
			解毒	蛇毒咬伤	
密蒙花△	味薄微香 性寒入肝	密蒙花开朵朵尖 入肝清热又养肝 眼科常用善明目 配伍菊花效更佳	清热 养肝， 明目 退翳	目赤肿痛， 多泪，羞明 畏光，目昏 生翳等	【用量用法】 煎服　3~9g
谷精草△	味淡归肝 质柔入肺	谷精用花茎与序 入肝明目似密蒙 又可入肺疏风热 风热目疾就用它	疏散 风热	风热头痛	【用量用法】 煎服　5~10g
			明目 退翳	风热目赤、 肿痛羞明， 眼生翳膜	
青葙子△	味苦微寒 入肝清肝	目疾常用青葙子 厥阴肝经清肝热 目赤肿痛配密蒙 视物昏暗配菊花	清肝， 明目 退翳	目赤肿痛， 目生翳膜， 视物昏暗	【用量用法】 煎服　9~15g 【使用注意】 青葙子常于清肝降火，又有扩散瞳孔的作用，故对肝肾不足所致的目疾及瞳孔散大者，不宜应用

第二节 清热燥湿药

药物	性味赋	功效诀	功效与主治		临床应用注意事项
黄芩★	苦寒质枯清上焦热	黄芩清热并燥湿解毒消散痈肿炽止血炒炭个中妙热伤胎动至贵时	清热燥湿	湿温,暑湿,胸闷呕恶,湿热痞满,黄疸,泻痢	【用量用法】 1. 煎服 3~10g 2. 生用清热 3. 炒用安胎 4. 酒制清上焦热 5. 炒炭止血 【使用注意】 苦寒伤胃,脾胃虚寒者不宜
			泻火解毒	肺热咳嗽,高热烦渴	
			止血	血热吐衄,痈肿疮毒	
			安胎	胎动不安	
黄连★	苦寒连珠清中焦热	黄连泻火能解毒体阴质燥湿气除心烦可解郁火退疮疡肿消散热毒	清热燥湿	湿热下痢,痞满,呕恶	【用量用法】 煎服 2~5g 1. 酒黄连清上焦火热,用于目赤肿痛、口疮 2. 姜黄连清胃热、和胃止呕,用于寒热互结,湿热中阻,痞满呕吐 3. 萸黄连疏肝和胃、止呕,用于肝胃不和的呕吐吞酸 【使用注意】 1. 大苦大寒,过服久服伤脾胃,脾胃虚寒者忌用 2. 苦燥易伤阴津,阴虚津伤者慎用
			泻火解毒	胃火牙痛,消渴,心火烦躁不寐,神昏谵语,耳目肿痛	
黄柏★	苦寒质重清下焦热	苦寒黄柏分川关泻阴火并救水残燥湿清热解火毒骨蒸劳热苦来坚	清热燥湿	泻痢,黄疸,带下,热淋,足膝肿痛	【用量用法】 内服 3~12g 1. 生用降实火 2. 酒制治阴火上炎 3. 盐制治下焦之火 4. 姜制治中焦痰火 5. 姜汁炒黑治湿热 6. 盐酒炒黑治虚火 7. 附子汁制治阴虚火盛,面赤戴阳 【使用注意】 苦寒伤胃,脾胃虚寒者忌用
			泻火解毒	痈肿疮毒,烧伤,湿疹	
			清退虚热	阴虚发热	
龙胆★	苦寒胜热专泄肝胆	龙胆沉阴味最劣可燥下元蕴湿邪目赤头痛耳窍肿苦寒善清肝胆热	清热燥湿	湿热黄疸,阴肿阴痒,带下,湿疹	【用量用法】 内服 3~6g 【使用注意】 1. 脾胃虚弱者不宜

续表

药物	性味赋	功效诀	功效与主治		临床应用注意事项
			泻肝定惊	高热惊厥,头痛,目赤口苦	2. 津伤阴亏者慎用
苦参☆	苦寒燥湿去小肠热	清热燥湿亦祛风 苦参效而可杀虫 利尿概因湿热阻 疥癣瘙痒皮科灵	清热燥湿	黄疸,泻痢,带下,阴痒	【用量用法】 1. 煎服　4.5~9g 2. 皮肤病的常用药,外用适量 【使用注意】 1. 脾胃虚寒者忌用 2. 反藜芦
			祛风杀虫	皮肤瘙痒,湿疹湿疮,疥癣	
			利尿	小便不利,灼热疼痛	

第三节　清热解毒药

药物	性味赋	功效诀	功效与主治		临床应用注意事项
金银花*	甘寒疏散清中兼透	金银双花含苞成 火毒能解热能清 风温善疏表邪散 凉血止痢热毒痈 风湿热散肿毒消 便是花藤又一功	清热解毒	外感风热或风温病初起,暑热,外疡内痈,热毒泻痢	【用量用法】 1. 内服　6~15g 2. 解表宜轻用,解毒宜重用 3. 炒炭用于治血痢及便血 【使用注意】 1. 金银花、银花(生用),清热解毒 2. 银花炭(炒炭),治血痢便血
连翘*	苦以退热微寒升浮	清热解毒连翘能 疏风清热亦堪称 疮家圣药肿结消 老翘功逊小翘青	清热解毒	外感风热或温病初起	【用量用法】 内服　6~15g 【使用注意】 1. 连翘、连翘壳、连乔(生用),清热解毒 2. 朱砂拌连翘,清心安神,治热病烦躁不安 3. 气虚疮疡者慎用
			消痈散结	外疡内痈,痰核,喉痹	
蒲公英*	苦寒兼甘清解沉降	公英黄花一地丁 矮草天涯处处生 利水通淋湿家盛 热毒清解擅消痈	清热解毒	痈肿疮疡,乳痈,肠痈,目赤肿痛	【用量用法】 1. 内服　煎汤,10~15g,大剂量60g;或捣汁,或入散剂 2. 外用　适量,捣敷 【使用注意】 大量可致缓泻
			利湿通淋	湿热黄疸,热淋	
大青叶*	苦寒清泄力强质轻	大青叶有解毒能 性寒清热能凉血 斑疹热痢可治疗 流行感冒常用它	清热解毒	流行性感冒,痈疽肿毒	【用量用法】 1. 内服　煎汤,9~15g;或入丸散 2. 外用　适量,鲜品捣敷

续表

药物	性味赋	功效诀	功效与主治		临床应用注意事项
			凉血消斑	温邪入营,高热神昏,发斑发疹,黄疸,热痢,疟腮,喉痹	【使用注意】本品苦寒,故脾胃虚寒者慎服
板蓝根★	苦寒清解沉以降热	清热解毒板蓝根来源功效似青叶性寒凉血又利咽可治疟腮及喉痹	清热解毒	温毒发斑,丹毒	【用量用法】内服 煎汤,9~15g;或入散剂
			凉血利咽	舌绛紫暗,疟腮,喉痹,烂喉丹痧,大头瘟疫,痈肿	【使用注意】本品苦寒,故脾胃虚寒者慎服
鱼腥草★	微寒味辛叶腥入肺	清热解毒鱼腥草消痈排脓入肺好利尿通淋清下元疮毒外敷鲜药捣	清热解毒	痈肿疮毒,热痢	【用量用法】1. 内服 15~25g;鲜品用量加倍 2. 外用 适量,捣敷或煎汤熏洗
			消痈排脓	肺痈,痰热咳喘	
			利尿通淋	热淋	【使用注意】不宜久煎
射干★	苦寒降泄力强沉降	射干之药善清咽热毒能解可消痰上焦结邪力可破微毒须知莫妄言	清热解毒,祛痰利咽	痰热结滞之咽喉肿痛,喉中痰鸣	【用量用法】煎服 3~10g 【使用注意】孕妇慎用
白头翁★	苦寒解毒入胃大肠	白头翁药白头生清解热毒凉血能止痢妙药君须记截疟用之亦可行	清热解毒,凉血止痢	热毒血痢,阿米巴痢疾	【用量用法】1. 煎服 9~15g 2. 外用 适量
			截疟	治疗疟疾	【使用注意】虚寒泻痢者忌服
败酱草★	苦寒清泄辛散行滞	败酱嗅之如败酱清解热毒肺痈肠排脓祛瘀兼止痛血滞不通骨筋伤	清热解毒消痈排脓	肠痈,肺痈	【用量用法】1. 煎服 6~15g 2. 外用 适量
			祛瘀止痛	血滞之胸腹疼痛	【使用注意】脾胃虚弱者慎用
青黛☆	咸寒清解专入血分	青黛体轻易飞扬清热解毒功效佳性寒凉血能定惊温毒能解惊痫镇	清热解毒	温毒发斑	【用量用法】1. 内服 1~3g,冲服,或入丸散 2. 外用 适量,干撒,或调敷

药物	性味赋	功效诀	功效与主治		临床应用注意事项
			凉血定惊	血热吐衄，胸痛咳血，口疮，痄腮，喉痹，小儿惊痫	【使用注意】 本品性寒易伤胃，故胃寒者慎服。部分患者服后出现恶心、呕吐、腹痛、腹泻、便血诸症状，也能影响肝功能，严重者可引起血小板减少
重楼☆	苦寒小毒 主入肝经	七叶一花号重楼 君家芳名是蚤休 清解热毒消肿痛 凉肝定惊止风抽	清热解毒	痈肿疔疮，毒蛇咬伤，咽喉肿痛	【用量用法】 1. 煎汤　3~9g 2. 研末　每次1~3g 3. 外用　适量，磨汗涂布、研末调敷或鲜品捣敷
			消肿止痛	跌打伤痛	
			凉肝定惊	惊风抽搐、小儿多动症（摇头弄舌）	【使用注意】 1. 有小毒，用量不宜过大 2. 阴证疮疡忌用
穿心莲☆	苦寒清解 质轻透散	清热解毒穿心莲 性寒能清肺胃热 味苦能燥大肠湿 透散表证解蛇毒	清热解毒	感冒发热，肺热咳喘，痈疮疖肿，毒蛇咬伤	【用量用法】 1. 内服　煎汤，6~9g；或入丸散片剂 2. 外用　适量，研末调涂或鲜品捣敷
			燥湿	湿热泻痢，热淋涩痛，湿疹	【使用注意】 本品苦寒，易伤胃气，故不宜多服久服，脾胃虚寒者不宜服
熊胆☆	苦寒清泄 主入肝胆	熊胆出自棕熊胆 清肝明目治目疾 息风止痉防抽搐 多入丸散可外敷	清肝明目	目赤云翳	【用量用法】 1. 内服　入丸散，1.5~2.5g，不入汤剂 2. 外用　适量，干掺或调敷
			息风止痉	热盛惊风，癫痫，抽搐	【使用注意】 本品苦寒，故脾胃虚寒者慎服
白鲜皮☆	苦寒解毒 质轻祛风	清热燥湿白鲜皮 疮毒癣癞概能医 祛风解毒行皮表 可疗黄疸湿热痹	清热燥湿	湿热疮毒，肌肤溃烂，黄水淋漓	【用量用法】 1. 煎服　5~10g 2. 外用　适量
			祛风解毒	湿热黄疸，风湿热痹	【使用注意】 苦寒伤胃，脾胃虚寒者慎用
土茯苓☆	甘平兼淡 主入肝胃	除湿分消邪下行 解毒亦治下疳能 通利关节筋挛解 外治外洗痈肿消	解毒	梅毒，痈肿，瘰疬	【用量用法】 1. 煎服　15~60g 2. 外用　适量
			除湿	湿热淋浊、带下，疥癣	
			利关节	筋骨疼痛，汞中毒引起的肢体拘挛	

笔记

续表

药物	性味赋	功效诀	功效与主治		临床应用注意事项
山豆根☆	苦寒有毒 归肺胃经	山豆根药味最苦 清热能解火气毒 消肿利咽行结滞 性寒败胃虚家勿	清热解毒,消肿利咽	火毒蕴结之咽喉肿痛、牙龈肿痛	【用量用法】 煎服 3~6g 【使用注意】 过量易致呕吐、腹泻、胸闷等,注意用量
白花蛇舌草☆	苦甘性寒 主入胃肠	白花蛇舌草利湿 热淋水停可用之 清热解毒疮痈已 癌肿蛇毒莫稽迟	解毒消痈	痈肿疮毒,毒蛇咬伤,热毒咽喉肿痛	【用量用法】 1. 煎服 15~30g 2. 外用 适量 【使用注意】 脾胃虚寒者慎用
			清热利湿	水肿、小便不利,热淋尿痛	
			抗癌	对胃癌、食管癌、直肠癌等作用尤明显	
半边莲☆	味辛性平 归心肠肺	半边莲解毒蛇伤 清热解毒效力强 水停大腹便便客 利尿消肿此药当	清热解毒	毒蛇咬伤,痈肿疮毒	【用量用法】 1. 内服 煎汤,9~15g;或捣汁 2. 外用 适量,捣敷,或捣汁调涂 【使用注意】 虚证水肿者忌用
			利尿消肿	大腹水肿,晚期血吸虫病腹水	
胖大海☆	味甘性寒 质轻宣肺	清热利咽胖大海 润肺开音海外来 清热通便肠中秘 饮之沸水冲泡开	清热利咽、润肺开音	肺热津伤之咽喉肿痛、失音、音哑	【用量用法】 沸水泡服或煎服,每次2~3枚
			清热通便	便秘	
山慈菇☆	辛寒小毒 能清能散	清热解毒山慈菇 痰火结聚赖之除 化痰能消梅核气 散结癌肿可用舒	清热解毒,化痰散结	长于治痰火结聚之病证,淋巴结结核,梅核气等。现今有用于治疗肿瘤	【用量用法】 1. 煎服 3~6g 2. 外用 适量 【使用注意】 1. 有小毒,不宜大量、长期服用 2. 正虚体弱者慎用
大血藤（红藤）☆	苦平清热 入大肠肝	红藤常与败酱伍 功效相近须清楚 清热解毒肠痈用 祛瘀止痛解苦楚	清热解毒	肠痈	【用量用法】 1. 煎服 9~15g 2. 大剂量 15~30g 【使用注意】 孕妇慎用
			祛瘀止痛	风湿痹痛,跌打伤痛,妇女痛经	
木芙蓉叶☆	辛平凉血 外治要药	木芙蓉叶解热毒 凉血消肿痈疮初 中期痈疡用之溃 同是一药两证殊	清热解毒,凉血消肿	痈肿初期消肿、中期溃脓	【用量用法】 1. 外用 适量,干品研末调敷 2. 鲜品捣烂外敷

药物	性味赋	功效诀	功效与主治		临床应用注意事项
					【使用注意】 阴疽不红不肿者忌用
野菊花☆	苦泄辛散 微寒清热	野菊花开解热毒 风热感冒咽喉肿 热毒疮痈首选药 头痛眩晕平肝阳	清热 解毒	疔疮痈肿， 风热感冒， 咽喉肿痛	【用量用法】 1. 内服　煎汤，10~15g；或入 　丸散 2. 外用　适量，捣敷
			疏风 平肝	目赤肿痛， 头痛眩晕	【使用注意】 本品苦辛性寒，故脾胃虚寒者 慎服
马齿苋☆	性寒味酸 清中兼收	何处不见马齿苋 药食同用功效全 清热解毒凉止血 痢家常食岁岁安	清热 解毒	热毒血痢	【用量用法】 1. 内服　煎汤，10~15g，鲜品 　30~60g；或绞汁 2. 外用　适量，捣敷，烧灰研 　末调敷；或煎水洗
			凉血 止血	血热崩漏， 便血	【使用注意】 脾胃虚寒者及孕妇慎用
鸦胆子△	苦寒小毒 清热沉降	鸦胆子药功效特 蚀疣独领药皮科 并能截疟数日发 清解热毒痢亦可	清热解 毒治痢	热毒痢疾， 恶性肿瘤	【用量用法】 1. 0.5~2g，不宜入汤剂，可装入 　胶囊或用龙眼肉包裹吞服 2. 每次10~15粒（治疟疾）；或 　10~30粒（治痢疾）
			截疟	间日疟，三 日疟	【使用注意】 1. 对胃肠道和肝、肾功能均有 　损害 2. 脾胃虚寒者慎服
			腐蚀 赘疣	外用治疗鸡 眼，寻常疣	
紫花 地丁△	苦寒兼辛 清解心肝	紫花地丁亦专能 常并黄花一径行 清解热毒痈发背 全草入药妙用生	清热 解毒	疔疮热毒， 痈肿发背	【用量用法】 1. 煎服　15~30g 2. 外用　适量 【使用注意】 体质虚寒者忌服
半枝莲△	苦寒味辛 枝开一半	半枝莲药解毒能 气分郁热并可清 凉血善消咽喉肿 此药性寒记分明	清热 解毒	感冒发热， 泄泻痢疾， 热淋涩痛， 肺热咳嗽， 口舌生疮	【用量用法】 1. 煎服　15~30g，鲜品加倍 2. 外用　适量
			凉血 消肿	咽喉肿痛	【使用注意】 血虚者及孕妇慎用
马勃△	味辛性平 轻虚入肺	马勃状若败鼓皮 方家以此号名之 咽喉热毒能清解 止血内外均须识	清热解 毒利咽	风热上攻之 咽喉肿痛， 失音	【用量用法】 1. 煎服　2~6g 2. 外用　适量

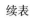

药物	性味赋	功效诀	功效与主治		临床应用注意事项
			止血	内服外用皆效	【使用注意】 入汤剂宜包煎
橄榄△	甘平兼酸 沉降清利	橄榄清热可利咽 可治鱼刺鲠喉间 鱼蟹酒毒俱能解 药食同用亦同源	清热利咽	治疗既痛且干之咽喉病；又善治鱼刺鲠喉	【用量用法】 1. 煎服 6~15g 2. 鲜品用量加倍
			解毒	解酒毒、鱼蟹毒	
余甘子△	甘酸涩凉 归肺脾胃	余甘子能解热毒 利咽生津肿痛舒 润肺化痰燥咳已 医家须知此药殊	清热解毒，利咽生津	主治风虚热气，用于感冒发热、咽痛、乏力等	【用量用法】 煎服 3~9g
			润肺化痰	肺燥咳嗽，痰多咳嗽	
木蝴蝶△	苦甘性凉 主梅核气	清热利咽木蝴蝶 舒肝和胃疗梅核 须知此药体本轻 医家用量宜斟酌	清热利咽、舒肝和胃	梅核气（慢性咽炎）兼热象者宜之	【用量用法】 煎服 1~3g 【使用注意】 不宜久煎
土牛膝△	苦酸性平 入肝肺经	清热解毒土牛膝 并而活血擅消瘀 利水通淋导热出 疮疡鲜品可用之	清热解毒	咽喉肿痛	【用量用法】 1. 煎服 10~15g 2. 鲜品加倍
			活血化瘀	痛经闭经	
			利水通淋	热淋涩痛	
千里光△	苦寒入肝 外科圣药	清肝明目千里光 兼解热毒与蛇伤 外用生品须捣烂 内服此药共煎汤	清热解毒	蛇伤	【用量用法】 1. 煎服 15~30g 2. 外用 适量
			清肝明目	目赤肿痛	
四季青△	苦寒兼涩 清中有收	清热解毒四季青 凉血止血可用生 烧灰掺油效亦妙 湿疹能愈敛疮能	清热解毒	长于治水火烫伤	【用量用法】 1. 煎服 15~60g 2. 外用 适量
			凉血止血	外治外伤出血	
			敛疮	湿疹、溃疡	
金荞麦△	苦寒清泄 主入肺经	金荞麦有解毒功 排脓祛瘀化脓肿 性凉入肺可清热 咽喉肿痛可消除	清热解毒	咽喉肿痛，无名肿毒	【用量用法】 1. 内服 煎汤，15~45g；或研末 2. 外用 适量，捣汁或磨汁涂敷

续表

药物	性味赋	功效诀	功效与主治		临床应用注意事项
			排脓祛瘀	肺脓疡,麻疹肺炎,扁桃体周围脓肿	【使用注意】本品微寒,能缓通大便,故脾虚便溏者慎服
垂盆草△	味甘性凉主入肝胆	垂盆草有解毒能利湿退黄益肝功清热能消疮痈肿多与诸药配伍成	利湿退黄	退黄疸要药(改善肝功能)	【用量用法】煎服　15~30g
			清热解毒	痈疮肿毒,毒蛇咬伤	
白蔹△	苦辛微寒能散能收	清热解毒白蔹服散结消痈邪可疏敛疮生肌功效在皆因毒火未潜除	清热解毒	痈疽发背,疔疮,瘰疬	【用量用法】1. 煎服　5~10g2. 外用　适量,煎汤洗或研成细粉敷患处
			消痈散结		
			敛疮生肌	烧烫伤,手足皲裂	【使用注意】不宜与川乌、制川乌、草乌、制草乌、附子同用

第四节　清热凉血药

药物	性味赋	功效诀	功效与主治		临床应用注意事项
生地黄*	甘寒兼苦根肥体重	地黄怀庆府为佳生品甘寒养阴华清热凉血温家用生津能润便肠滑	清热凉血	热入营血;热迫血溢之斑疹吐衄	【用量用法】1. 煎汤　10~15g2. 捣汁或熬膏3. 外用　适量,捣烂敷;或取汁涂搽
			养阴生津	津伤口渴,内热消渴,肠燥便秘	【使用注意】1. 脾虚大便溏薄者不宜用2. 《本草品汇精要》记载,"忌葱白、韭白、薤白"(忌三白)
玄参*	甘寒苦咸泻浮游火	玄参润降归下元清热滋阴养营干泻火解毒消瘰疬干咳咽肿温毒斑	清热滋阴	热入营分,伤阴口干,肺燥干咳	【用量用法】内服　9~15g
			泻火解毒	热病发斑,咽喉肿痛,痈肿疮毒,瘰疬结核	【使用注意】1. 脾胃有湿及脾虚便溏者忌服2. 《本草经集注》记载,"恶黄耆、干姜、大枣、山茱萸"3. 反藜芦
牡丹皮(丹皮)*	苦寒兼辛色赤入血	丹皮凉血清热功活血散瘀亦堪能无汗骨蒸可除散血虚经多慎而行	清热凉血	血热发斑疹,吐衄,月经先期,经前发热、阴虚发热	【用量用法】1. 内服　6~12g2. 炒炭用于止血【使用注意】1. 孕妇及月经过多者不宜使用

笔记

药物	性味赋	功效诀	功效与主治		临床应用注意事项
			活血化瘀	血滞经闭，癥积，外疡内痈	2.《本经逢原》记载，"自汗多者勿用，为能走泄津液也"。痘疹初起勿用，为其性专散血，不无根脚散阔之虑
赤芍★	微寒味苦花中宰相	凉血清热赤芍能祛瘀止痛血气通发斑吐衄温家病跌打痈肿此药功	清热凉血	血热发斑疹及吐衄，热淋、血淋	【用量用法】内服 6~12g【使用注意】1. 反藜芦2. 大量服用，可能会导致出血3. 无瘀血者和孕妇慎服
			祛瘀止痛	血滞经闭，痛经，跌打损伤，痈肿	
紫草☆	甘咸性寒色紫入血	软硬紫草分二品解毒疗疮病血分活血可消营热斑凉血兼透温邪疹	凉血活血透疹	麻疹不透，温热病发斑疹	【用量用法】1. 内服 煎汤，5~10g；或入散剂2. 外用 适量，熬膏或制油涂
			解毒疗疮	疮疡，湿疹，烫伤	
水牛角☆	苦寒兼咸质重体滑	水牛角代犀角行功似要知量须增解毒消斑疮痈痛温热入血赖此清	清热凉血	热入营血证	【用量用法】1. 先煎或入丸散，先煎 3 小时2. 镑片或锉粉煎服，15~30g3. 浓缩粉冲服，每次 1.5~3g，每日 2 次【使用注意】1. 脾胃虚寒者忌用2. 非实热证不宜用3. 孕妇慎用
			解毒消斑	血热发斑，疮痈等	

第五节　清 虚 热 药

药物	性味赋	功效诀	功效与主治		临床应用注意事项
青蒿★	苦寒兼辛清透伏热	青蒿截疟往来行此药本经已留名清芳除蒸退虚热解暑凉血止血能	清热截疟	疟疾（寒热往来）	【用量用法】1. 内服 煎汤，6~12g，治疟疾可用 20~40g，不宜久煎2. 鲜品用量加倍，水浸绞汁饮；或入丸散3. 外用 适量，研末调敷；或鲜品捣敷；或煎水洗【使用注意】1. 产后血虚，内寒作泻及饮食停滞泄泻者，勿用2. 凡产后脾胃薄弱者慎用
			清虚热除蒸	阴虚发热之夜热早凉，骨蒸	
			解暑	暑热外感	
			凉血止血	血热出血，如鼻出血等	

药物	性味赋	功效诀	功效与主治		临床应用注意事项
地骨皮*	甘寒清润退热除蒸	地骨本自枸杞根最宜阴虚劳热人清降肺火咳喘用凉血除热效亦真	凉血退蒸	阴虚发热、盗汗骨蒸、小儿疳热	【用量用法】煎服　9~15g　【使用注意】外感风寒发热或脾虚便溏者不宜用
			清肺泻火	发热咳喘、咳血、衄血、内热消渴	
胡黄连☆	味苦性寒虚实热除	胡黄连能清湿热泻痢黄疸痔下血骨蒸发热小儿疳用之得宜诸症可	清湿热	湿热泻痢，湿热黄疸，痔疮等	【用量用法】煎服　3~10g
			除骨蒸、消疳热	骨蒸发热、小儿疳热	
白薇☆	苦寒兼咸凉血力强	白薇清热可除蒸入营凉血益阴能利水因之消癃淋并而疗疮解毒功	清热凉血	阴虚发热、骨蒸劳热、产后血虚发热，温邪伤营发热	【用量用法】1. 煎服　3~12g　2. 外用　适量　【使用注意】脾胃虚寒者忌服
			利尿通淋	热淋，血淋	
			解毒疗疮	疮疡肿毒，毒蛇咬伤	
银柴胡△	甘寒益阴退热除蒸	银州地产银柴胡清热能疗热蒸骨成人劳热此药愈小儿疳热并能除	清虚热除疳热	阴虚发热，骨蒸劳热，小儿疳热	【用量用法】煎服　3~10g

国家执业药师(中药学)考点精析：

小单元	细目	要点
一、用知总要	1. 性能主治	(1)清热药的性能功效　(2)清热药的适应范围
	2. 分类	清热药的分类及各类的性能特点
	3. 配伍与使用注意	(1)清热药的配伍方法　(2)清热药的使用注意
二、清热泻火药	1. 石膏、知母、天花粉、栀子、夏枯草	(1)各药的药性、性能特点　(2)各药的功效、主治病证　(3)各药的用法、使用注意

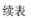

续表

小单元	细目	要点
		（4）与各单元功效相似药物的药性、功效及主治病证的异同
		（5）知母、栀子的主要药理作用
		（6）石膏配知母，知母配黄柏，知母配川贝母，栀子配淡豆豉，栀子配茵陈的意义
	2. 芦根、竹叶、淡竹叶、决明子	（1）各药的药性 （2）各药的功效、主治病证 （3）各药的用法、使用注意 （4）与各单元功效相似药物的药性、功效及主治病证的异同
	3. 密蒙花、谷精草、青葙子	（1）各药的药性 （2）各药的功效 （3）各药的用法、使用注意 （4）与各单元功效相似药物的药性及功效的异同
三、清热燥湿药	1. 黄芩、黄连、黄柏、龙胆	（1）各药的药性、性能特点 （2）各药的功效、主治病证 （3）各药的用法、使用注意 （4）与各单元功效相似药物的药性、功效及主治病证的异同 （5）黄芩、黄连的主要药理作用 （6）黄连配木香，黄连配吴茱萸，黄柏配苍术，黄连配半夏、瓜蒌的意义
	2. 苦参	（1）药性、功效、主治病证、使用注意 （2）与各单元功效相似药物的药性、功效及主治病证的异同
四、清热解毒药	1. 金银花、连翘、蒲公英、大青叶、板蓝根、牛黄、鱼腥草、射干、白头翁、败酱草	（1）各药的药性、性能特点 （2）各药的功效、主治病证 （3）各药的用法、使用注意 （4）与各单元功效相似药物的药性、功效及主治病证的异同 （5）金银花、大青叶、牛黄、鱼腥草的主要药理作用 （6）牛黄配珍珠的意义
	2. 青黛、重楼、穿心莲、白鲜皮、半边莲、土茯苓、山豆根、马齿苋、大血藤、白花蛇舌草、野菊花、地锦草	（1）各药的药性 （2）各药的功效、主治病证 （3）各药的用法、使用注意 （4）青黛、山豆根的用量 （5）与各单元功效相似药物的药性、功效及主治病证的异同
	3. 紫花地丁、金荞麦、鸦胆子、垂盆草、秦皮、马勃、木蝴蝶、半枝莲	（1）各药的药性 （2）各药的功效 （3）各药的用法、使用注意 （4）鸦胆子的用量 （5）与各单元功效相似药物的药性及功效的异同

小单元	细目	要点
五、清热凉血药	1. 生地黄、玄参、牡丹皮、赤芍	（1）各药的药性、性能特点 （2）各药的功效、主治病证 （3）各药的用法、使用注意 （4）与各单元功效相似药物的药性、功效及主治病证的异同 （5）生地黄的主要药理作用
	2. 紫草、水牛角	（1）各药的药性 （2）各药的功效、主治病证 （3）各药的使用注意 （4）与各单元功效相似药物的药性、功效及主治病证的异同 （5）水牛角的用量
六、清虚热药	1. 青蒿、地骨皮	（1）各药的药性、性能特点 （2）各药的功效、主治病证 （3）各药的用法、使用注意 （4）与各单元功效相似药物的药性、功效及主治病证的异同 （5）青蒿的主要药理作用 （6）青蒿配鳖甲，青蒿配白薇，地骨皮配桑白皮的意义
	2. 白薇、胡黄连	（1）各药的药性 （2）各药的功效、主治病证 （3）各药的用法、使用注意 （4）与各单元功效相似药物的药性、功效及主治病证的异同 （5）白薇配玉竹的意义
	3. 银柴胡	（1）药性、功效、用法、使用注意 （2）与各单元功效相似药物的药性及功效的异同

一、用知总要

1. 性能主治

（1）性能功效：药性大多寒凉，少数平而偏凉，味多苦，或甘，或辛，或咸。主能清热、泻火、凉血、解热毒、退虚热，兼能燥湿、利湿、滋阴、发表等。

（2）适应范围：主要适用于表邪已解、内无积滞的里热证，如外感热病高热、阴伤内热、湿热泻痢、温毒发斑、痈肿疮毒、阴虚潮热等。

2. 清热药的分类及各类的性能特点

（1）清热泻火药：性味多甘寒或苦寒，功主清泄实热郁火，主治外感热病气分高热证及脏腑火热证等。

（2）清热燥湿药：性味多苦寒，功主清热燥湿，兼以清热泻火，主治外感或内伤之湿热火毒诸证及脏腑火热证。

（3）清热解毒药：性味亦多苦寒，或有辛寒、甘寒，功主清解热毒，主治外感或内生实热火毒诸证。

（4）清热凉血药：性味多苦甘寒或咸寒，多入心、肝经，功主清热凉血，兼以滋润、活血，主治外感热病热入营血之高热神昏谵语，以及火热内生之血热妄行诸证。

（5）清虚热药：性味苦咸甘寒，多入肝、肾经，功主退虚热、除疳热，兼凉血，主治热病后期之阴伤发热、久病伤阴之骨蒸潮热，以及小儿疳热。

3. 配伍与使用注意

（1）配伍方法：里热兼有表证者，当先解表或表里同治；气分热兼血分热者，宜气血两清；里热兼阴伤津亏者，要注意祛邪而不忘扶正，辅以养阴生津药；若里热积滞者，宜适当配合泻下药；兼脾胃虚弱者，宜适当辅以健胃药。

（2）使用注意：①本类药药性寒凉，易伤脾胃，凡脾胃虚弱、食少便溏者慎服；②热病易伤津液，清热燥湿药易化燥伤阴津，阴虚津伤者亦当慎用；③阴盛格阳、真寒假热之证，尤须明辨，不可妄投；④要中病即止，避免克伐太过，损伤正气。

二、功效相似药组的异同

1. 石膏与知母功效主治之鉴别

（1）相同点：二药同能清热泻火、生津止渴。

（2）同中之异：

- 石膏大寒，清热泻火优于知母。

- 知母质润，生津止渴优于石膏。

（3）不同点：

- 石膏煅用能收湿、生肌、敛疮、止血，外治用于溃疡不敛、湿疹瘙痒、水火烫伤、外伤出血等。

- 知母能润肠通便、滋肾阴清相火，治疗肠燥便秘、肾阴虚证，为石膏所不具备。

2. 天花粉与芦根功效主治之鉴别

（1）相同点：清热生津、除烦止渴。

（2）不同点：

- 天花粉生津止渴略优，古有"渴而不止，知母花粉"之说；芦根清中兼透，清热为胜。

- 芦根主治内痈，是治疗肺痈的常用药；天花粉主治外痈，是治疗外科疮疡肿毒的常用药。

3. 石膏与寒水石功效主治之鉴别

（1）相同点：均为矿石类药物，能清热泻火。

（2）同中之异：

- 石膏入肺经，善清气分实热证，又能清泄肺胃。

- 寒水石入心胃，又能清心除烦。

（3）不同点：

- 石膏煅后外用，清热收敛，多用于疮疡溃后不敛。

- 寒水石外用清热消肿，治丹毒诸证。

4. 竹叶与淡竹叶功效主治之鉴别

（1）相同点：均入心胃小肠经，具有清热除烦、利尿之功，治心热烦渴、口舌生疮、尿赤涩痛。

（2）同中之异：

• 竹叶长于清心胃热。

• 淡竹叶以清热利尿见长。

（3）不同点：

• 淡竹叶一药，始载于《本草纲目》，它不是淡竹的叶，而是禾本科植物淡竹叶 *Lophatherum gracile* Brongn. 的干燥茎叶。

• 在明代以前一些常用的由竹叶等药组成的方剂，它们所用的竹叶，都是鲜竹叶，不是淡竹叶。

5. 淡竹叶与栀子功效主治之鉴别

（1）相同点：均能清热除烦，治热病心烦。

（2）不同点：

• 淡竹叶既清心热，又利尿，长于清热利尿，多用于心热移于小肠之烦渴、口舌生疮、尿赤涩痛。

• 栀子既善清三焦火邪而除烦，为治热病烦闷之要药；又能凉血解毒、清利湿热，多用于血热出血、热毒疮疡、湿热黄疸。

6. 谷精草、青葙子与密蒙花功效主治之鉴别

（1）相同点：三药同能明目退翳，治疗肝热目生云翳，视物昏花等。

（2）同中之异：

• 青葙子苦寒，清肝火力强，长于治疗肝经实热目疾。

• 密蒙花味甘微寒，功兼滋养，治疗目疾，肝虚、肝实皆宜。

• 谷精草味辛能散，性凉清热，内生火邪、外感风热之目疾俱效。

（3）不同点：

• 谷精草又能疏散风热，治疗风热头痛等。

• 青葙子又能降血压，但青光眼患者慎服。

• 密蒙花又养肝血以除虚热，治小儿疳热害目等。

7. 熊胆、夏枯草与决明子功效主治之鉴别

（1）相同点：均入肝经，功能清肝明目，治肝火目赤。

（2）同中之异：

• 熊胆清肝力强，又平息肝风，为肝热动风多用。

• 夏枯草清肝明目之力较强，为治目珠疼痛之要药。

（3）不同点：

• 熊胆还能清热解毒。

• 夏枯草又散结消肿，为瘰疬瘿瘤多用。

• 决明子质润，兼能润肠通便，治燥热便秘。

8. 黄芩、黄连、黄柏功效主治之鉴别

（1）相同点：三药皆清热燥湿、泻火解毒，用治湿热内盛或热毒炽盛之证，常相须为用。

（2）同中之异：

- 三黄性味皆苦寒，黄连为苦寒之最。
- 黄连、黄芩用树根，黄柏用树皮。

（3）不同点：

- 黄芩偏于清上焦肺火，肺热咳嗽者多用。
- 黄连偏于泻中焦胃火，并长于泻心火，中焦湿热、痞满呕逆及心火亢盛、高热心烦者多用。
- 黄柏偏于泻下焦相火，除骨蒸，湿热下注及骨蒸劳热者多用。

9. 龙胆与苦参功效主治之鉴别

（1）相同点：均能清热燥湿，尤善清下焦湿热，治黄疸尿赤、阴肿、阴痒、湿疹、带下等。

（2）不同点：

- 龙胆又长于泻肝胆实火，既治肝火头痛，又治肝经热盛，高热抽搐。
- 苦参又能杀虫、利尿，治疥癣、麻风以及小便涩痛。

10. 玄参与生地黄功效主治之鉴别

（1）相同点：都能清热滋阴，相须为用。

（2）同中之异：

- 玄参味苦兼咸，生地黄苦中带甘。
- 玄参滋阴不及生地黄，但降火之力较生地黄大。

（3）不同点：

- 玄参又能解毒，瘰疬疮毒多用之。
- 生地黄善滋阴养血，阴血不足之证多用之。

11. 赤芍与牡丹皮功效主治之鉴别

（1）相同点：均能清热凉血、活血散瘀，常相须为用。

（2）不同点：

- 牡丹皮清热凉血的作用较佳，既能清血分实热，又能治阴虚发热。
- 赤芍只能用于血分实热，以活血散瘀见长。

12. 紫草与水牛角功效主治之鉴别

（1）相同点：均能清热凉血解毒，治温毒斑疹。

（2）同中之异：

- 紫草长于凉血活血、透疹，为治疹毒内陷、斑疹紫黑要药。
- 水牛角长于清营血之热，治热入营血、高热神昏、身发斑疹，以及血热吐衄出血。

（3）不同点：紫草外用又治水火烫伤、湿疹疮痈。

13. 金银花与连翘功效主治之鉴别

（1）相同点：清热解毒、凉散风热。

（2）同中之异：

- 金银花凉散风热优于连翘。
- 连翘解毒消痈优于金银花，素有"疮家圣药"之称。

（3）不同点：

- 金银花又入血分，能凉血止痢，治疗热毒血痢。
- 连翘又入心经，能清心火，尚可散结利尿，治疗瘰疬、痰核以及热淋尿少等。

14. 大青叶、板蓝根、青黛功效主治之鉴别

（1）相同点：均能清热解毒、凉血利咽，用于温病热入营血之高热神昏、发斑发疹，以及火毒诸证如痈肿疮毒、丹毒等。

（2）同中之异：

- 大青叶为十字花科植物菘蓝的干燥叶。
- 板蓝根为十字花科植物菘蓝的干燥根。
- 青黛为爵床科植物马蓝、蓼科植物蓼蓝或十字花科植物菘蓝的叶或茎叶经加工制得的干燥粉末、团块或颗粒。

（3）不同点：

- 大青叶长于凉血消斑，多治斑疹吐衄。
- 板蓝根长于清利咽喉，善治大头瘟、痄腮、咽喉肿痛。
- 大青叶与板蓝根不仅清营血分热邪，又能清解卫分、气分之热，故二药可清退内外表里之热，风热表证、温病初期用之有效。
- 青黛为大青叶的加工品，兼能清泻肝火，治疗肝热生风、小儿惊痫以及肝火犯肺之咳痰咯血。

15. 白蔹、紫花地丁、蒲公英功效主治之鉴别

（1）相同点：三者能清热消肿，为外科常用药。

（2）同中之异：

- 蒲公英为治乳痈要药，亦治肠痈。
- 紫花地丁尤为治疗疗疮要药。

（3）不同点：

- 白蔹宜用于疮疡末期，用以消肿止肌。
- 紫花地丁、蒲公英宜用于疮疡初期，用以清热定痛。

16. 鱼腥草、败酱草、大血藤功效主治之鉴别

（1）相同点：三药为清热解毒之品，消痈凉血力强，为治内痈专药。

（2）不同点：

- 鱼腥草多用于肺痈。
- 败酱草多用于肠痈。
- 大血藤为治肠痈的要药，亦可用于乳痈。

17. 射干、山豆根、马勃功效主治之鉴别

（1）相同点：清热解毒，治咽喉肿痛不利。

（2）不同点：

- 马勃质轻而宣散，善治风热咽喉肿痛不利。
- 山豆根大苦大寒，善治热毒、火毒炽盛之咽喉肿痛，及牙龈红肿等症。
- 射干除具降火解毒作用外，尚能行血消痰散结，适用治火盛热毒兼有痰水相结之证。

18. 白头翁、败酱草、鸦胆子功效主治之鉴别

（1）相同点：清热解毒凉血，常用治肿毒或湿热痢。

（2）不同点：

- 白头翁长于用治湿热痢，清热凉血除湿力较强。
- 败酱草用于痢疾滞而平爽之里急后重之症，能除垢去积并兼用治疮疡、带下、热淋等症。
- 鸦胆子解毒除湿杀虫作用较为突出，除用治冷痢久泻外，尚治疟疾。

19. 青蒿与柴胡功效主治之鉴别

（1）相同点：均入肝经，皆能用治疟疾，寒热往来之证。

（2）不同点：

- 柴胡偏升散，长于疏肝解郁，并能升举清阳，多用有伤阴之弊。
- 青蒿其气清凉芳香，善解暑热，且不伤阴，故常用于温邪、暑邪伤阴发热或阴虚骨蒸劳热之症。

20. 地骨皮与牡丹皮功效主治之鉴别

（1）相同点：清热凉血、退骨蒸。

（2）同中之异：

- 在清热凉血方面，牡丹皮优于地骨皮，且凉血不留瘀。
- 在清退骨蒸方面，牡丹皮味辛能透，善治无汗之骨蒸，地骨皮甘寒益阴，善治有汗之骨蒸。

（3）不同点：

- 牡丹皮又能活血散瘀，用于血瘀证、痈肿疮毒。
- 地骨皮又能清泄肺热，用于肺热咳嗽。

21. 银柴胡与胡黄连功效主治之鉴别

（1）相同点：均能清虚热、除疳热，治阴虚发热、小儿疳热。

（2）不同点：

- 银柴胡为清虚热、除疳热专药。
- 胡黄连又善清湿热，常治湿热泻痢、痔疮肿痛。

三、药 物 配 伍

1. 石膏配知母 石膏生用辛甘大寒，功能清热泻火、除烦止渴；知母苦甘而寒，功能清热泻火、滋阴润燥。两药相合，清热泻火、滋阴生津力更强，既治热病气分高热证，又治肺胃火热伤津证。

2. 知母配黄柏 知母苦甘性寒，功能清热泻火、滋阴润燥；黄柏苦寒，功能清热泻火。两药相合，清热降火坚阴，治阴虚火旺效佳。

3. 知母配川贝母 知母苦甘性寒，功能清热泻火、滋阴润燥；川贝母辛苦微寒，功能清热化痰、润肺止咳。两药相合，既滋阴润肺，又清热化痰，善治阴虚劳嗽、肺燥咳嗽。

4. 栀子配淡豆豉 栀子苦寒，善清热泻火除烦；淡豆豉辛甘微苦性寒，善宣散郁热而除烦。两药相合，清散郁热除烦力强，治温病初起胸中烦闷及虚烦不眠效佳。

5．栀子配茵陈　栀子苦寒,功能泻火除烦、利湿退黄;茵陈苦微寒,功能清热利湿退黄。两药合用,清热利湿退黄力强,治湿热黄疸效佳。

6．黄连配木香　黄连苦寒,功能清热燥湿、泻火解毒;木香辛苦性温,功能理肠胃气滞而止痛。两药相合,既清热燥湿解毒,又理气止痛,治湿热泻痢腹痛、里急后重每用。

7．黄连配吴茱萸　黄连苦寒,功能清热燥湿泻火;吴茱萸辛苦而热,功能燥湿疏肝下气。两药相合,既清热泻火燥湿,又疏肝和胃制酸,治肝火犯胃、湿热中阻之呕吐泛酸。

8．黄连配半夏、瓜蒌　黄连苦寒,功能清热燥湿泻火;半夏辛苦而温,功能燥湿化痰、消痞散结;瓜蒌甘寒,功能清热化痰、利气宽胸。三药相合,既泻火化痰,又消散痞结,治痰火互结之结胸证效佳。

9．黄柏配苍术　黄柏苦寒,功能清热燥湿,作用偏于下焦;苍术辛苦性温,功能燥湿健脾,兼祛风湿。两药相合,既清热又燥湿,且走下焦,治湿热诸证,特别是下焦湿热证有效。

10．青蒿配白薇　青蒿苦寒辛香,功能退虚热、凉血热、透邪气;白薇苦咸而寒,功能退虚热、凉血热、透邪气,兼益阴。二者相合,既善退虚热、凉血热,又兼透散;既治阴虚发热、小儿疳热(兼表邪尤宜),又治营血分有热及阴分伏热等证。

11．青蒿配鳖甲　青蒿苦寒辛香,功能退虚热、凉血热;鳖甲咸寒质重,功能滋阴、退热、潜阳。二者相合,既善清退虚热,又能滋阴凉血,治阴虚发热每用。

四、药 理 作 用

1．知母　本品有解热、抗菌、抗炎、镇静、抗肿瘤、降血糖、抑制 Na^+-K^+-ATP 酶、降低交感 - 肾上腺系统功能、抑制血小板聚集等作用。

2．栀子　本品有解热、抗菌、抗病毒、抗炎、镇静、镇痛、抑制中枢神经系统、降血压、保肝利胆、促进胰腺分泌、利尿、减少胃液分泌、泻下、止血及防治动脉粥样硬化等作用。

3．黄芩　本品有解热、抗菌、抗病毒、抗炎、促进细胞免疫、抗过敏、降血脂、护肝、利胆、利尿、镇静、降血压、抗凝血、抗血栓形成、抗氧化及抗肿瘤等作用。

4．黄连　本品有解热、抗菌、抗病毒、抗原虫、抗炎、抗过敏、促进免疫功能、抗肿瘤、抗心律失常和心肌缺血、降血压、抑制胃肠平滑肌、抗溃疡、利胆、降血糖、抑制血小板聚集及抑制中枢等作用。

5．生地黄　本品有镇静、抗菌、抗炎、促进免疫功能、降血糖、抑制钠泵、利尿、降低耗氧量、抗凝、止血、降血压、抑制心脏、抗皮肤真菌等作用。

6．金银花　本品有抗菌、抗病毒、抗内毒素、抗炎、解热、降血脂、利胆、保肝、兴奋子宫、抗早孕、抗艾滋病病毒、抗肿瘤等作用。

7．大青叶　本品有抗菌、抗病毒、抗炎、解热、促进免疫功能、抑制血小板聚集、扩张血管及抑制心肌收缩等作用。

8．牛黄 本品有抗病毒、抗炎、抗惊厥、镇静、镇痛、强心、抗实验性心律失常、降血压、解毒、调节胆汁排泄及保肝等作用。

9．鱼腥草 本品有抗菌、抗病毒、抗炎、利尿、增强免疫功能、抗肿瘤、镇咳平喘、镇静等作用。

10．青蒿 本品有抗菌、抗病毒、抗疟原虫、抗炎、调节免疫功能、解热、镇痛、抗肿瘤、祛痰、镇咳、平喘等作用。

第十章

泻　下　药

笔记

课前中医基础导入：

1．泻下药的概念　凡能引起腹泻或滑润大肠、促进排便的药物，称为泻下药。

2．大肠的传导功能

胃的降浊
肺的肃降　} 大肠的传导排泄 ——→ 邪从大肠而出
肾的气化

本章药物导图：

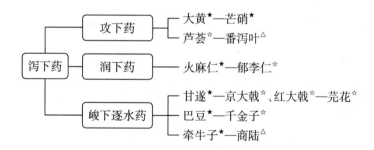

泻下药
- 攻下药 —— 大黄*—芒硝*
　　　　　　芦荟☆—番泻叶△
- 润下药 —— 火麻仁*—郁李仁☆
- 峻下逐水药 —— 甘遂*—京大戟☆、红大戟☆—芫花☆
　　　　　　　　巴豆*—千金子☆
　　　　　　　　牵牛子*—商陆△

课堂中药分类讲授：

第一节　攻　下　药

药物	性味赋	功效诀	功效与主治		临床应用注意事项
大黄*	苦寒性沉斩关夺门	大黄沉降势下行 泻火通便解毒功 祛瘀推荡邪结闭 生熟二军莫等同	泻热通便	热结便秘，壮热烦渴，神昏谵语，湿热泻痢，里急后重	【用量用法】 1．内服　3~15g 2．入煎剂当后下，不宜久煎 3．外用　适量

续表

药物	性味赋	功效诀	功效与主治		临床应用注意事项
			凉血解毒	热毒痈肿,水火烫伤	4. 大黄生用泻下力强,制用力缓活血好,酒制善清上部火热,炒炭化瘀止血 **【使用注意】** 1. 本品为峻烈攻下、破瘀之品,易伤正气,如非实证,不宜妄用 2. 孕妇、月经期妇女、哺乳期妇女均当慎用或忌用 3. 取其急下,宜生用、后下、配芒硝;取其缓下,宜制用、久煎、配甘草
			清泄湿热	湿热黄疸,湿热淋证	
			活血通经	月经不调,经闭,产后蓄血证,跌打损伤,瘀肿疼痛	
芒硝★	咸寒兼苦润燥软坚	咸以软坚苦泻能燥屎夹热胃家停峻逐推荡芒硝力外用能止疮毒疼	软坚泻下	热结便秘	**【用量用法】** 1. 内服 6~12g,冲入药汁内或开水溶化后服 2. 外用 适量,能回乳 **【使用注意】** 孕妇忌服
			清热解毒消肿	痰热之咳嗽、癫狂,痈肿、丹毒、咽痛、口疮、牙龈肿痛,外用回乳	
芦荟☆	性寒味苦下行通便	芦荟品种分新老泻下通便效果好苦寒入肝清肝热外用适量顽癣消	泻下通便	热结便秘	**【用量用法】** 1. 内服 入丸散,2~5g;因其有特殊臭气,味极苦,不宜入煎剂 2. 外用 适量 **【使用注意】** 脾虚便溏者及孕妇禁用
			清肝	肝火亢盛证	
			杀虫	外治顽癣,内消疳积	
番泻叶△	苦寒降泄质黏滑润	番泻叶本海外来导滞泻下肠腑开缓攻量少峻逐增久服反能衍病灾	泻下导滞	热结便秘,习惯性便秘,老年便秘	**【用量用法】** 1. 内服 2~6g,入煎剂应后下 2. 研末 1.5~3g,泡水服 **【使用注意】** 体虚及孕妇忌服
			行水消肿	水肿,腹水肿胀	

第二节 润 下 药

药物	性味赋	功效诀	功效与主治		临床应用注意事项
火麻仁★	甘平油润入胃大肠	麻仁通便可润肠能治脾约与津伤泽枯润燥宣利导过用须防便中溏	润肠通便	肠燥便秘,老人及产后便秘	**【用量用法】** 1. 内服 10~15g,打碎入煎;或入丸、散 2. 本品作用缓和,适用于病后体虚及胎前产后的肠燥便秘
			润燥杀虫	发落不生,疮癣(外用)	

续表

药物	性味赋	功效诀	功效与主治		临床应用注意事项
郁李仁☆	甘平辛散质润苦降	郁李常并火麻从润泽通便复肠津下气利尿水气癥妇人怀妊莫妄行	润肠通便	大肠气滞，便秘兼气滞腹胀者	【用量用法】内服　6~10g；或入丸散 【使用注意】 1. 阴虚液亏及孕妇慎用 2. 实证宜之，虚证慎用 3. 治疗气滞肠燥便秘及二便不利之水肿最为适宜
			利水消肿	水肿腹胀满、脚气浮肿兼便秘者	

第三节　峻下逐水药

药物	性味赋	功效诀	功效与主治		临床应用注意事项
甘遂*	苦寒有毒泻经遂水	甘遂有功洁净府邪水直逐饮留处消肿散结亦能效毒峻醋制莫唐突	泻水逐饮	水肿、胸腔积液、腹水等实证，以及癫痫	【用量用法】 1. 内服　0.5~1.5g，研末服；或入丸散 2. 因毒性较大，宜制后服 【使用注意】 1. 服后易引起恶心、呕吐、腹痛等反应，宜枣汤送服或装胶囊服 2. 因本品峻烈有毒，凡气虚、阴伤、脾胃虚弱者及孕妇均当忌服 3. 反甘草，不宜与甘草同用
			消肿散结	外治疮痈肿毒	
巴豆*	辛热大毒药力刚猛	巴豆性烈气雄刚逐水退肿力贯肠泻下冷积行无阻祛痰利咽锐难当内服大毒制霜用炒炭反止泻过常	泻下寒积	寒凝便秘，小量消积	【用量用法】 1. 内服　0.1~0.3g；内服入丸散（用巴豆霜） 2. 外用　适量，研末或捣泥或榨油外敷患处 【使用注意】 1. 无寒实积滞、孕妇及体弱者忌服 2. 巴豆畏牵牛子 3. 药后忌热粥
			祛痰利咽	喉痹欲死	
			疗疮祛腐	恶疮	
			炒炭止泻	冷泻	
牵牛子☆	苦寒有毒黑白二丑	巴豆性烈畏牵牛黑丑白丑逐水留泻下去积肠中秘虫积腹痛妙用周	泻下逐水，泻肺逐饮	水肿，臌胀	【用量用法】 1. 煎服　3~6g 2. 入丸散　1.5~3g 3. 黑丑善泻下利尿，白丑善泻肺除饮 【使用注意】 1. 体虚慎用，孕妇忌服
			消积，通便，驱虫	热结便秘，虫积腹痛	

续表

笔记

药物	性味赋	功效诀	功效与主治		临床应用注意事项
					2. 畏巴豆
					3. 有肾毒性
京大戟☆	苦寒泄降 辛散有毒	大戟科中京大戟 峻下逐水消肿宜 苦寒有毒反甘草 痰核瘰疬俱散消	泻水 逐饮	水肿,腹水, 胸胁停饮	【用量用法】 1. 煎服 1.5~3g 2. 入丸散 1g 3. 因有毒性,应醋制后内服 4. 外用 适量,生用 【使用注意】 1. 本品峻泻有毒,故孕妇及虚寒阴水者忌服,体弱者慎服,不可连续或过量服用。又对消化道有较强的刺激性,服后易出现恶心呕吐、腹痛等副作用,用枣汤送服或研末装胶囊吞服,可减轻反应 2. 反甘草,不宜与甘草同用
			消肿 散结	痈肿疮毒,痰核瘰疬	
红大戟☆	苦寒有毒 泻水逐饮	此药出自茜草科 甘遂大戟功效同 有毒内服宜醋制 泻水逐饮消疮毒	泻水 逐饮	水肿,腹水	【用量用法】 1. 煎服 1.5~3g 2. 入丸散 1g 3. 因有毒性,应醋制后内服 【使用注意】 本品峻泻有毒,故体虚者慎服,孕妇忌服,不宜与甘草同用
			消肿 散结	痈肿疮毒	
芫花☆	辛温有毒 峻下逐水	芫花莫与甘草用 泻水逐饮消水肿 醋制减毒止咳喘 治疗疮痈杀疥虫	泻水 逐饮, 祛痰 止咳	水肿,腹水, 胸胁停饮及 痰饮咳喘之证	【用量用法】 1. 煎服 1.5~3g 2. 入丸散 0.6~0.9g 3. 因有毒性,应醋制后内服 4. 外用 适量 【使用注意】 1. 本品峻泻有毒,故孕妇、体虚,或有严重心脏病、溃疡病、消化道出血者忌服,不宜连续或过量服用 2. 反甘草,不宜与甘草同用
			杀虫 疗疮	头疮,顽癣及 痈肿	
千金子△	辛温有毒 作用迅猛	千金有毒需制霜 泻水逐饮水肿消 癥瘕经闭及顽癣 破血消癥疗效佳	泻水 逐饮	水肿,腹水	【用量用法】 1. 内服 制霜后入丸散,0.5~1g,或装胶囊;选用肠溶胶囊,可减轻对胃的刺激 2. 外用 适量,捣敷,或研末醋调敷
			破血 消癥	癥瘕,经闭, 恶疮顽癣	

续表

药物	性味赋	功效诀	功效与主治		临床应用注意事项
					【使用注意】 本品辛温毒大,泻下力猛,故孕妇、体质虚弱,以及患严重溃疡病、心脏病者忌服,不可连续或过量服用
商陆△	苦寒有毒 逐水下利	商陆有毒需醋制 归脾肺肾大肠经 逐水消肿利二便 外用解毒兼散结	逐水消肿,通利二便	水肿胀满,二便不利	**【用量用法】** 1. 煎服　3~9g 2. 外用　适量,煎汤熏洗
			外用解毒散结	痈肿疮毒	**【使用注意】** 孕妇禁用

国家执业药师(中药学)考点精析:

小单元	细目	要点
一、用知总要	1. 性能主治	(1)泻下药的性能功效 (2)泻下药的适应范围
	2. 分类	泻下药的分类及各类的性能特点
	3. 配伍与使用注意	(1)泻下药的配伍方法 (2)泻下药的使用注意
二、攻下药	1. 大黄、芒硝	(1)各药的药性、性能特点 (2)各药的功效、主治病证 (3)各药的用法、使用注意 (4)与各单元功效相似药物的药性、功效及主治病证的异同 (5)大黄、芒硝的主要药理作用 (6)大黄配芒硝,大黄配巴豆、干姜的意义
	2. 芦荟	(1)药性、功效、主治病证、用法、使用注意 (2)与各单元功效相似药物的药性、功效及主治病证的异同
	3. 番泻叶	(1)药性、功效、用量用法、使用注意 (2)与各单元功效相似药物的药性及功效的异同
三、润下药	1. 火麻仁	(1)药性、性能特点、功效、主治病证、用法 (2)与各单元功效相似药物的药性、功效及主治病证的异同
	2. 郁李仁	(1)药性、功效、主治病证、用法 (2)与各单元功效相似药物的药性、功效及主治病证的异同
四、峻下逐水药	1. 甘遂、巴豆	(1)各药的药性、性能特点 (2)各药的功效、主治病证

续表

小单元	细目	要点
		（3）各药的用法、使用注意 （4）与各单元功效相似药物的药性、功效及主治病证的异同
	2. 京大戟、红大戟、牵牛子、芫花	（1）各药的药性 （2）各药的功效、主治病证 （3）各药的用法、使用注意 （4）与各单元功效相似药物的药性、功效及主治病证的异同 （5）京大戟与红大戟的来源
	3. 千金子	（1）药性、功效、用量用法、使用注意 （2）与各单元功效相似药物的药性及功效的异同

一、用 知 总 要

1. 性能主治

（1）性能功效：主能泻下通便、清热泻火、逐水退肿。兼能逐瘀，消癥，杀虫。

（2）适应范围：主要适用于大便秘结、胃肠积滞、实热内结及水肿停饮等里实证。兼治癥瘕、虫积等。

2. 泻下药的分类及各类的性能特点

（1）攻下药：大多味苦性寒，既能通便，又能泻火，且通便力较强，主治实热积滞、大便秘结或燥屎坚结等，还可用于外感热病所致的高热神昏或火热上炎诸症，即上病下治，"釜底抽薪" 之法。

（2）润下药：大多为植物的种子或种仁，富含油脂，能润燥滑肠，使大便软化，易于排出，药力最缓，多用于年老、体弱、久病、妇女胎前产后，以及月经期便秘者。

（3）峻下逐水药：味多苦，性寒（或温）有毒，泻下作用峻猛，能引起剧烈腹泻，使体内潴留的水液从大便排出，部分还兼利尿，主治水肿、臌胀、胸胁停饮及痰饮喘满等。部分药物兼治风痰癫痫、疮毒及虫积等。

二、功效相似药组的异同

1. 大黄、芒硝功效主治之鉴别

（1）相同点：二者治疗热结便秘，常相须为用；又均有清热解毒消肿之作用，可治疗疮痈肿毒。

（2）同中之异：大黄苦寒清降较甚，既善泻胃肠实热积滞，又善治湿热积滞泻痢初起里急后重。

（3）不同点：

• 大黄苦寒，不仅能泻胃肠气分实热，还能入血分，清热凉血；又能活血化瘀。

- 芒硝咸寒,重在软坚润燥、消肿解毒。

2. 番泻叶与芦荟功效主治之鉴别

(1)相同点:均性寒而善泻下通便,治热结便秘。

(2)同中之异:

- 番泻叶力较强而效速,主治热结便秘,少量还可助消化,治食积腹胀。
- 芦荟善清肝火、杀虫疗疳,为热结便秘、肝火眩晕、惊痫抽搐及小儿疳积常用之品。

(3)不同点:番泻叶又能行水消胀以治腹水臌胀。

3. 郁李仁与火麻仁功效主治之鉴别

(1)相同点:都能润肠通便,相须为用。

(2)同中之异:

- 火麻仁甘平质润,滋养润燥,作用缓和,适用于病后体虚及胎前产后的肠燥便秘。
- 郁李仁质润苦降,又可行气,通便力较强,治疗气滞肠燥便秘及二便不利之水肿最为适宜。

4. 甘遂、京大戟、芫花功效主治之鉴别

(1)相同点:三药均有毒,泻下逐水、消肿散结,治水肿、胸腹水之实证,以及疮痈肿毒等,均宜醋制,反甘草。

(2)同中之异:

- 药性之异:甘遂、大戟性寒,芫花性温。
- 毒性之异:芫花>大戟>甘遂。
- 泻水强度之异:甘遂>大戟>芫花。
- 泻水部位之异:甘遂主泻经遂之水,大戟主泻脏腑之水,芫花主泻胸中之水。
- 用法之异:均可入丸散,但大戟、芫花亦入汤剂。

(3)不同点:

- 甘遂又疗风痰,治癫痫。
- 大戟又消瘰疬等。
- 芫花又祛痰止咳、杀虫,治寒痰咳嗽、虫积腹痛等。

5. 巴豆与千金子功效主治之鉴别

(1)相同点:均性温热而有毒,均可峻下逐水,治水肿臌胀。

(2)同中之异:

- 巴豆性热而力强,善峻下冷积,治寒积便秘。
- 千金子药力、毒性比巴豆为缓,但能破血消癥,治癥瘕、经闭。

(3)不同点:

- 巴豆外用可蚀疮去腐,内服又祛痰利咽,治寒实结胸及喉痹痰阻。
- 千金子外用可治疮毒顽癣、毒蛇咬伤。

6. 牵牛子与商陆功效主治之鉴别

(1)相同点:

- 均苦寒有毒,善泻下逐水,使水湿之邪从二便而出,治水肿臌胀、二便不利。

- 二者泻下逐水之力虽较甘遂、大戟、芫花为缓,但仍属峻下之剂。
（2）不同点：
- 牵牛子又泻肺气逐痰饮,治痰饮咳喘;且能去积杀虫,治胃肠湿热积滞、大便秘结、虫积腹痛。
- 商陆又能消肿散结,治疮痈肿毒。

三、药 物 配 伍

1. 大黄配芒硝 大黄苦寒,功能泻下攻积、清热泻火、解毒;芒硝咸寒,功能泻下、软坚、清热。两药相合,既善泻下攻积,又善润软燥屎,还善清热泻火,治实热积滞、大便燥结、坚硬难下效佳。

2. 大黄配巴豆、干姜 大黄苦寒,功善泻热通便、攻积导滞;巴豆辛热,功善峻下冷积;干姜辛热,功善温中散寒。三药合用,巴豆得大黄,其泻下之力变缓和而持久;大黄得巴豆,其寒性可去;再加温中散寒之干姜,以助散寒之力,故善治寒积便秘。

四、药 理 作 用

1. 大黄 本品有泻下、利尿、抗菌、抗病毒、抗炎、解热、调节免疫功能、抗肿瘤、降血脂、利胆、保肝、促进胰腺分泌、抑制胰酶活性、抗胃及十二指肠溃疡、止血、改善肾功能等作用。

2. 芒硝 本品有泻下、抗菌、利胆等作用。

10章 习题

第十一章

祛风湿药

课前中医基础导入：

1. 祛风湿药的概念 凡功能祛除风湿，解除痹痛的药物，称为祛风湿药。

2. 风湿及风湿性疾病 风湿是指关节及其周围软组织不明原因的慢性疼痛。

风湿性疾病指一类病因各不相同但共同点为累及关节及周围软组织，包括肌腱、韧带、滑囊、筋膜等组织的疾病。

关节病变除有疼痛外尚伴有肿胀和活动障碍，呈发作与缓解交替的慢性病程，部分患者还可出现关节致残和内脏功能衰竭。

3. 风湿文献回顾

（1）《素问·痹论》："风寒湿三气杂至，合而为痹。"

（2）《诸病源候论·风病诸候》："风湿者，是风气与湿气共伤于人也。其状令人懈惰，精神昏愦，若经久，亦令人四肢缓纵不随，入藏则喑哑，口舌不收；或脚痹弱，变成脚气。"

本章药物导图：

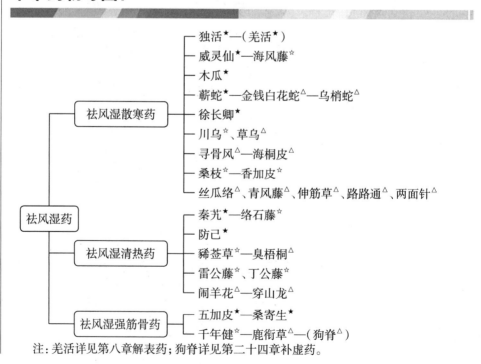

注：羌活详见第八章解表药；狗脊详见第二十四章补虚药。

课堂中药分类讲授：

笔记

第一节　祛风湿散寒药

药物	性味赋	功效诀	功效与主治		临床应用注意事项
独活★	辛温兼苦一茎直上	诸药皆伏此独活芳香气散解毒邪止痛可疗寒湿痹此药善治下焦疴	祛风湿，止痛	风湿痹痛，少阴头痛，皮肤瘙痒	【用量用法】 1. 内服　煎汤，3~10g；或浸酒；或入丸散 2. 外用　适量，煎汤洗
			解表	风寒表证，兼有湿邪者	【使用注意】 辛散温燥之品，凡非风寒湿邪而属气血不足之证忌用
威灵仙★	辛温兼咸性极快利	性急走窜药威灵祛风通络解痹能骨鲠咽喉煎汤下痰水可导可宣行	通络	上肢痹痛偏寒者，凡风湿痹痛，拘挛麻木，瘫痪，新久皆宜	【用量用法】 1. 内服　煎汤，6~10g；治骨鲠咽喉可用到30g；或入丸散；或浸酒 2. 外用　适量，捣敷；或煎水熏洗
			治骨鲠	诸骨鲠喉	【使用注意】 1. 有小毒，能损真气，气弱者不宜服 2. 忌茶、面汤
木瓜★	性温味酸质重走下	皱皮木瓜是正品莫与食者一家论祛湿舒筋拘挛解和胃消食气芳芬	舒筋活络	下肢痹痛，亦治筋脉拘急	【用量用法】 1. 内服　煎汤，6~9g；或入丸散 2. 外用　煎水熏洗
			除湿和胃	吐泻转筋，消食生津	【使用注意】 阴虚腰膝酸痛及伤食积滞者均不宜服
蕲蛇★	甘温兼咸息内外风	蕲蛇又以五步名活络能解顽痹通走窜祛风性轻灵定惊止抽瘤癣能	祛风通络	风湿顽痹，口眼㖞斜，半身不遂，顽固性皮肤瘙痒	【用量用法】 1. 内服　3~9g；研末吞服1~1.5g 2. 金钱白花蛇每服1条，煎服；研末吞服1~1.5g
			定惊止痉	小儿惊风，破伤风	【使用注意】 血虚生风者忌用
徐长卿★	辛温善行长于止痛	祛风止痛徐长卿活血通络此药能风湿疹痒俱能效蛇毒能解又一功	祛风止痛	风湿痹痛及其他各种疼痛偏寒者	【用量用法】 1. 内服　3~12g，或浸酒；研末服1.5~3g 2. 外用　适量，水煎洗或研末敷
			活血通络	跌打损伤	

药物	性味赋	功效诀	功效与主治		临床应用注意事项
			止痒	风疹，湿疹，顽痒	【使用注意】 本品芳香，入汤剂不宜久煎
			解蛇毒		
川乌☆	大辛大热且有大毒	川乌一药烈峻行 祛风除湿至伟功 散寒有效阴邪病 痹病止痛力最雄	祛风除湿，散寒止痛	治寒湿痹痛，阴寒性腹痛等	【用量用法】 1. 制川乌煎服，1.5~3g，宜先煎、久煎 2. 生品宜外用，适量 【使用注意】 1. 有大毒，不宜久服 2. 孕妇忌用 3. 生品一般不内服 4. 反半夏、瓜蒌、川贝母、浙贝母、白及、白蔹
桑枝☆	苦泄性平横走肢臂	桑枝一药验便廉 通络无论痹热寒 祛风行水消肿胀 用之量少取效难	祛风通络	上肢痹痛，寒热皆可	【用量用法】 煎服 15~30g
			行水消肿	脚气浮肿	【使用注意】 药力平和，用量宜大
海风藤☆	辛散苦燥微温通行	祛风除湿海风藤 味苦辛温痹湿寒 跌打损伤消肿痛 筋脉挛急经络通	祛风湿	风湿寒痹	【用量用法】 1. 煎服 6~12g 2. 外用 适量
			通经络	跌打损伤，瘀肿疼痛，筋脉挛急	
香加皮☆	辛散苦燥温通有毒	祛风止痛香加皮 香气有别五加皮 腰膝酸软筋骨强 小便不利水肿消	祛风湿止痛，强筋骨	风湿痹症，适宜于风寒湿痹之关节疼痛，腰膝酸软等	【用量用法】 煎服 3~6g；浸酒或入丸散 【使用注意】 本品苦辛温燥，能伤阴助火，故阴虚火旺者慎服。又含强心苷而有毒，大剂量可引起心律失常，全身震颤，甚则死亡，故不宜过量或长期服用，不宜与西药地高辛等强心苷类药同用
			利水消肿	水肿，小便不利	
青风藤△	味苦性平同入肝脾	祛风除湿青风藤 藤蔓尤善经络通 风入肝且湿通脾 水肿脚气小便利	祛风湿，通经络	风湿痹证	【用量用法】 1. 煎服 6~12g 2. 外用 适量
			利小便	水肿脚气	

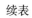

续表

药物	性味赋	功效诀	功效与主治		临床应用注意事项
伸筋草△	辛开温中微苦燥湿	伸筋依名舒筋骨活络可治跌打伤辛温又善祛风湿孕妇服用要小心	祛风除湿	风湿痹痛，关节酸痛	【用量用法】1. 煎服　3~12g2. 外用　适量【使用注意】本品能舒筋活血，故孕妇及月经过多者慎服
			舒筋活络	屈伸不利，跌打损伤	
路路通△	性平味苦燥湿下降	祛风除湿路路通路路通来有三通通经通乳通经络小便不利同可用	祛风活络	风湿痹痛，肢体麻木	【用量用法】1. 煎服　5~10g2. 外用　适量【使用注意】孕妇及妇女月经过多者慎服
			利水	水肿，小便不利	
			通经下乳	经闭，乳房胀痛，乳汁不下	
			止痒	风疹瘙痒	
乌梢蛇△	味甘性平走窜通络	祛风除湿乌梢蛇走窜迅速经络通祛风止痉又止痒风疹疥癣功效佳	祛风湿，通经络	风湿顽痹，中风半身不遂	【用量用法】1. 煎服　6~12g2. 研末　2~3g3. 或入丸散，酒浸服4. 外用　适量【使用注意】血虚生风者慎用
			祛风止痉，止痒	小儿惊风，破伤风，风疹，疥癣	
两面针△	辛散苦泄性平善走	祛风通络两面针活血散瘀一能臣行气止痛散积滞小毒过服要当心	祛风通络	痹痛麻木	【用量用法】1. 煎服　5~10g；或浸酒服2. 外用　适量，研末调敷或煎水洗患处【使用注意】1. 有小毒，服用不可过量2. 忌与酸味食物同服
			活血散瘀	跌打损伤	
			行气止痛	气滞胃痛	
寻骨风△	辛散苦燥性平不偏	寻骨善寻骨中风痹家邪气妄作疼通络寒热皆相宜胃痛牙痛跌打中	祛风除湿，通络止痛	风湿痹痛，肢体麻木，跌打伤痛，胃痛，牙痛等诸痛寒热皆宜	【用量用法】煎服　6~10g；或浸酒服【使用注意】1. 阴虚内热不宜服2. 不宜大量或长期服用3. 肾病患者忌服
海桐皮△	辛散苦泄性平不偏	祛风除湿海桐皮擅与姜黄配为一通络止疼疗痹瘙杀虫止痒有能奇	祛风除湿，通络止痛	治疗痹痛力强，常与姜黄配伍	【用量用法】1. 煎服　5~15g2. 外用　适量
			杀虫止痒	疥癣，风疹，湿疹瘙痒	

药物	性味赋	功效诀	功效与主治		临床应用注意事项
丝瓜络△	甘平味和以络通络	丝瓜老迈食不能络里空空入药中祛风通络痹家用化痰解毒利水功	祛风通络	骨节疼痛,肌肉顽麻,手足拘急,胸胁痛,乳汁不下	【用量用法】 1. 煎服 5~12g 2. 大剂量可用至60g 3. 外用 适量,煅存性研末调敷
			化痰解毒	咳嗽痰多,疮肿,乳痈	

第二节 祛风湿清热药

药物	性味赋	功效诀	功效与主治		临床应用注意事项
秦艽*	辛散苦泄微寒清热	秦艽此药多扭曲俗呼麻花是名之虚热湿热俱清退舒筋活络散风湿	祛风湿,舒筋络	治痹痛,偏寒偏热皆可;又治肢体拘挛,半身不遂等	【用量用法】 1. 内服 煎汤,3~10g;或浸酒,或入丸散 2. 外用 适量,研末撒 【使用注意】 1. 气血亏虚之身疼发痛者忌用 2. 虚寒疼痛及尿清便溏者忌用
			退虚热	骨蒸潮热,小儿疳热	
			清湿热	湿热黄疸	
防己*	味辛宣散苦寒降泄	防己一药出本经至今惟作汉防名祛风除湿止痹痛利水消肿功效精	祛风湿,止痛	风湿痹痛	【用量用法】 1. 内服 煎汤,5~10g 2. 外用 适量,煎水熏洗;捣敷;或磨浓汁涂敷 【使用注意】 1. 本品大苦辛寒,易伤胃气,胃纳不佳者不宜 2. 阴虚、无湿热者及孕妇慎服
			利水消肿	水肿;脚气肿痛,小便不利	
雷公藤☆	辛寒大毒作用强烈	君知此药雷公藤祛风除湿络可通活血消肿疗顽痹大毒久服伤肝肾	祛风除湿	治风湿顽痹通络止痛	【用量用法】 1. 内服 (1)煎汤,去皮根木质部分15~25g;带皮根10~12g。宜久煎(文火沸煎2小时以上) (2)也可制成糖浆、浸膏片等 (3)研粉装胶囊服,每次0.5~1.5g,每日3次
			活血消肿	治顽固性皮肤病,杀虫解毒	

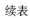

药物	性味赋	功效诀	功效与主治		临床应用注意事项
					2. 外用 （1）适量，研粉或捣烂；或制成酊剂、软膏涂搽 （2）外敷不超过半小时，否则起疱
豨莶草☆	辛开苦燥 性寒清热	豨莶草用祛风湿 半身不遂经络通 清热解毒宜生用 使用不当易呕吐	祛风湿， 通经络	风湿痹痛，中风半身不遂	【用量用法】 1. 煎服　9~12g 2. 外用　适量 3. 治风湿痹痛，半身不遂宜制用；治风疹、湿疮、疮痈宜生用 【使用注意】 生用或剂量过大易致呕吐
			清热解毒	疮痈，湿疹瘙痒	
络石藤☆	苦泄走窜 微寒清热	祛风通络络石藤 痹痛拘挛兼热行 凉血消肿除喉痹 纲目拾遗载药名	祛风通络	痹痛兼肢体拘挛且偏热者	【用量用法】 1. 内服　煎汤，6~12g，单味可用至30g；浸酒，30~60g；或入丸散 2. 外用　适量，研末调敷或捣汁涂 【使用注意】 阳虚畏寒、便溏者忌服
			凉血消肿	喉痹，疮肿	
丁公藤☆	辛温小毒 作用强烈	祛风除湿丁公藤 消肿止痛此亦能 药可通络跌打用 入煎亦作药酒酊	祛风除湿	风寒湿痹，半身不遂	【用量用法】 1. 煎服　3~6g，或泡酒服 2. 外用　适量 【使用注意】 1. 孕妇忌服 2. 体虚多汗者慎用
			消肿止痛	跌打肿痛	
闹羊花△	辛温大毒 专入肝经	闹羊花名出纲目 祛风除湿痹痛主 散瘀定痛能麻醉 用之须知此药毒	祛风除湿	风寒湿痹之关节疼痛	【用量用法】 1. 煎服　0.6~1.5g；或浸酒，入丸散 2. 外用　适量，煎水洗 【使用注意】 1. 体虚及孕妇忌用 2. 不宜多服久服
			散瘀定痛 （麻醉）	各种疼痛	
臭梧桐△	辛散苦燥 性凉入肝	特异臭气臭梧桐 味苦带甘祛风湿 平肝降压治眩晕 解毒杀虫疗疮消	祛风湿， 通络	风湿痹证，肢体麻木，湿疹瘙痒	【用量用法】 1. 煎服　5~15g 2. 研末　3g 3. 降血压不宜久煎
			平肝降压	高血压头痛眩晕	
			解毒杀虫	痈疽疮毒，湿疹疥癣	

续表

药物	性味赋	功效诀	功效与主治		临床应用注意事项
穿山龙△	微寒味苦 通行沉降	祛风除湿穿山龙 化痰止咳镇咳喘 经闭需要活活血 根茎横走经络通	祛风 除湿	风湿痹证	【用量用法】 1. 煎服　9~15g；或酒浸服 2. 外用　适量 【使用注意】 孕妇及月经过多者慎用
			活血 通络	跌打伤肿，经 闭，疮肿	
			化痰 止咳	咳嗽痰多	

第三节　祛风湿强筋骨药

药物	性味赋	功效诀	功效与主治		临床应用注意事项
五加皮★	辛散苦燥 温通肝肾	祛风除湿五加皮 强筋健骨虚家宜 下焦湿痹风寒痛 利尿能解水停疾	祛风湿， 强筋骨	风湿痹痛，兼肾 虚有寒者宜；肾 虚腰膝软弱，小 儿行迟	【用量用法】 煎服　5~10g 【使用注意】 阴虚火旺、舌干口苦者忌 服
			利尿	水肿	
桑寄生★	苦甘性平 主入肝肾	此药寓木桑寄生 祛风除湿解痹疼 强腰壮膝筋骨健 安胎怀妊乙癸荣	祛风湿， 益肝肾， 强筋骨	风湿痹阻之腰 膝疼痛；肝肾不 足之腰膝酸软、 筋骨无力等	【用量用法】 煎服　10~15g 【使用注意】 性平，祛风湿兼补肝肾。 既善治风湿痹阻之腰膝疼 痛；又可治肝肾不足之腰 膝酸软、筋骨无力等
			安胎	胎漏下血，胎动 不安	
千年健☆	苦燥辛散 温通兼补	千年筋骨千年强 祛风除湿痹痛消 配伍寄生强腰膝 千年健来千年康	祛风湿	风湿寒痹	【用量用法】 煎服　5~10g；酒浸服 【使用注意】 阴虚内热者慎用
			强筋骨	腰膝冷痛，下肢 拘挛麻木	
鹿衔草△	苦泄温中 甘能补虚	祛风除湿鹿衔草 强壮筋骨止痹痛 崩漏带下经血调 肺痨补肺止咳喘	祛风湿， 强筋骨	风湿寒痹，腰膝 酸痛	【用量用法】 1. 煎服　9~15g 2. 外用　适量
			调经 止血	崩漏经多，带下 量多	
			补肺 止咳	肺痨出血，外伤 出血	

国家执业药师(中药学)考点精析:

笔记

小单元	细目	要点
一、用知总要	1. 性能主治	(1)祛风湿药的性能功效 (2)祛风湿药的适应范围
	2. 配伍与使用注意	(1)祛风湿药的配伍方法 (2)祛风湿药的使用注意
二、常用中药	1. 独活、威灵仙、防己、秦艽、徐长卿、木瓜、桑寄生、五加皮、蕲蛇	(1)各药的药性、性能特点 (2)各药的功效、主治病证 (3)各药的用法、使用注意 (4)与各单元功效相似药物的药性、功效及主治病证的异同 (5)防己、秦艽、五加皮的主要药理作用 (6)独活配羌活,桑寄生配独活的意义 (7)汉防己、木防己与广防己的来源
	2. 豨莶草、络石藤、桑枝、海风藤、川乌、雷公藤、香加皮、千年健	(1)各药的药性 (2)各药的功效、主治病证 (3)各药的用法、使用注意 (4)川乌、雷公藤、香加皮的用量 (5)与各单元功效相似药物的药性、功效及主治病证的异同 (6)豨莶草配臭梧桐的意义
	3. 臭梧桐、青风藤、丝瓜络、伸筋草、鹿衔草、乌梢蛇、路路通、穿山龙	(1)各药的药性 (2)各药的功效 (3)各药的用法、使用注意 (4)与各单元功效相似药物的药性及功效的异同

一、用知总要

1. 性能主治

(1)性能功效:本类药多辛散苦燥,具有祛除肌表、经络风湿作用,有的还分别兼有散寒或清热、舒筋、通络、止痛、解表,以及补肝肾、强筋骨等作用。

(2)适应范围:主要适用于风湿痹痛、筋脉拘挛、麻木不仁、腰膝酸痛、下肢痿弱,或热痹关节红肿;兼治痹证兼肝肾不足、外感表证挟湿、头风头痛等。

2. 配伍与使用注意

(1)配伍方法:病邪在表,或疼痛偏于上部者,配祛风解表药;病邪入络,血凝气滞者,配活血通络药;寒湿偏盛者,配温经药;郁久化热者,配清热药;病久气血不足者,配益气养血药;肝肾亏损,腰痛脚弱者,配补养肝肾药。

(2)使用注意:①痹证多属慢性疾患,需较长时间治疗,为服用方便,本类药可制成酒剂或丸散剂常服;②本类药中的部分药物辛温香燥,易耗伤阴血,故阴亏血虚者应慎用。

二、功效相似药组的异同

1. 独活与羌活功效主治之鉴别

(1)相同点:祛风湿、止痹痛、发散风寒,治疗风湿痹痛,风寒表证挟湿者。

(2)同中之异:

- 羌活气雄而散,善散肌表之游风,治风寒表证优于独活,善治上半身风湿痹痛。
- 独活性缓微温,善除在里之伏风,长于治下半身风湿痹痛。

(3)不同点:

- 独活又能治少阴头痛。
- 羌活又善治风寒项背强痛。

2. 蕲蛇、金钱白花蛇、乌梢蛇功效主治之鉴别

(1)相同点:三者同能祛风,定惊止痉。

(2)同中之异:

- 蕲蛇、金钱白花蛇有毒,乌梢蛇无毒。
- 毒性比较起来,金钱白花蛇>蕲蛇>乌梢蛇。

(3)不同点:

- 蕲蛇、金钱白花蛇性温有毒力强,久痹顽痹及麻风多用。
- 乌梢蛇则性平无毒力缓,风痹癣痒多用。

3. 豨莶草与臭梧桐功效主治之鉴别

(1)相同点:二药药性寒凉,同能祛风除湿,通络止痛,降血压,治风湿痹痛、肢体麻木、半身不遂、高血压等。

(2)同中之异:

- 豨莶草性寒,善祛筋骨间的风湿,生用治热痹,制用治寒痹。
- 臭梧桐性凉,清热力缓,无论治热痹或寒痹皆生用。

(3)不同点:

- 豨莶草又能清热解毒,治疮疡肿毒。
- 臭梧桐外洗又治皮肤瘙痒、汗斑等。

4. 桑寄生与五加皮功效主治之鉴别

(1)相同点:均能祛风湿、补肝肾。

(2)同中之异:

- 五加皮补肝肾力较强,又治肝肾亏虚之小儿行迟。
- 桑寄生则长于养血而补肝益肾,又治血虚兼风湿者。

(3)不同点:

- 桑寄生主要用于痹痛日久、肝肾不足之症,可治年老体弱之腰膝酸痛者;还能固冲任安胎,治胎漏下血及胎动不安。
- 五加皮则祛除风湿作用较佳,用于痹痛日久,肝肾不足者。

5. 狗脊、千年健、鹿衔草功效主治之鉴别

（1）相同点：祛风湿、强筋骨、止痹痛，宜风湿痹痛兼肝肾亏虚者。均宜于老人风湿痹痛兼肾虚者，多入药酒，尤宜老人。

（2）同中之异：

● 狗脊补力较千年健强，最善治腰脊强痛俯仰不利者。

● 千年健则补力不及狗脊，善治腰膝冷痛及下肢拘挛麻木者，并尤宜老人，多入药酒。

（3）不同点：

● 若肾虚著者用狗脊。

● 寒湿著者用千年健。

● 风湿兼热者用鹿衔草。

6. 汉防己与木防己功效主治之鉴别

（1）相同点：均味苦辛性寒，既能祛风湿、止痛，又能利水消肿，最善治风湿热痹，并治风寒湿痹、水肿、脚气浮肿及小便不利等证。

（2）同中之异：

● 木防己长于祛风止痛，多用治痹证关节肿痛。

● 汉防己以利水消肿见长，多用治痹证关节积水及水肿、腹水、脚气浮肿等。

（3）不同点：

● 汉防己属于防己科，主产于浙江、安徽等地，又称"粉防己"。

● 木防己为马兜铃科，主产于广东、广西，又称"广防己"。

7. 川乌与草乌功效主治之鉴别

（1）相同点：均辛苦性热，毒大力强，既能祛风除湿、散寒止痛，又能麻醉止痛，均善治寒湿顽痹、寒湿头痛、寒疝腹痛、心腹冷痛及跌打损伤。入煎剂均当先下久煎，均不宜过量或久服。生品毒性大，内服宜慎。

（2）同中之异：草乌毒性更大，药力更强，用时当区别。

（3）不同点：

● 川乌为毛茛科多年生草本乌头的干燥母根。

● 草乌为毛茛科多年生野生植物北乌头的干燥块根。

8. 寻骨风与海桐皮功效主治之鉴别

（1）相同点：均苦辛性平，归肝经。均能祛风除湿、通络止痛，治风湿痹痛、拘挛麻木，无论寒热皆可投用。

（2）不同点：

● 寻骨风止痛力强，兼治跌打伤肿、胃痛及牙痛等。

● 海桐皮则止痛稍弱，兼能杀虫止痒，治疥癣、风疹、湿疹瘙痒等。

9. 威灵仙与海风藤功效主治之鉴别

（1）相同点：均性偏温而能祛风湿、通经络，均善治风湿痹痛、拘挛麻木等，兼寒者尤宜。

（2）同中之异：

● 威灵仙性温善走，力强效快，治痹痛虽无论上下均可，但以寒者为佳。

● 海风藤微温，药力较缓，又兼治跌打损伤。

（3）不同点：威灵仙又能消痰水、疗骨鲠，治痰饮积聚及诸骨鲠喉。

10. 秦艽与络石藤功效主治之鉴别

（1）相同点：均性微寒，治风湿热痹或痹证兼热者。

（2）同中之异：

- 秦艽味苦辛，归胃、肝、胆经，药力平和，又长于舒经络，兼治风寒湿痹。
- 络石藤味苦，归心、肝经，清泄力较强，又能凉血消肿，最善治热痹红肿，兼治喉痹及疮肿等。

（3）不同点：秦艽还能退虚热、清利湿热，治骨蒸潮热、小儿疳热及湿热黄疸等。

三、药物配伍

1. 羌活配独活　羌活性温，功能散寒祛风、胜湿止痛、发表，善散肌表游风及寒湿，治上半身风寒湿痹；独活微温，功能祛风湿、止痛、发表，善散在里伏风及寒湿，治腰以下风寒湿痹。两药相合，走里达表，散风寒湿力强，治风湿痹痛无论上下均可。

2. 桑寄生配独活　独活性温，功能散风寒湿止痛；桑寄生性平，既能祛风湿，又能强筋骨。两药相合，既祛风寒湿，又能强腰膝，治风湿痹痛、腰膝酸软者可投。

3. 豨莶草配臭梧桐　豨莶草性寒，功能祛风湿、通经络、降血压；臭梧桐性凉，功能祛风、除湿、活络、降血压。两药相合，既祛风湿、通经络，治风湿痹痛筋脉拘麻；又降血压，治高血压。若为风湿痹痛肢麻又兼高血压者用之最宜。

四、药理作用

1. 防己　本品有抗炎、镇痛、解热、抗菌、抗过敏、免疫抑制、抑制血小板聚集、降血压、抑制心脏和抗心律失常、扩张冠状动脉、抗心肌缺氧、抗肿瘤、抗硅沉着病、抗过氧化及松弛横纹肌等作用。

2. 秦艽　本品有抗炎、镇痛、镇静、解热、抗菌、抗过敏、降血压、升高血糖、利尿等作用。

3. 五加皮　本品有抗炎、调节免疫功能、镇痛、镇静、抗疲劳、抗应激及降低血糖等作用。

第十二章
化 湿 药

课前中医基础导入：

1. 化湿药的概念　凡功能化除湿浊，醒悦脾胃的药物，称为化湿药。化湿药大多气味芳香，故又称为"芳香化湿药""化湿醒脾药"或"化湿悦脾药"。

2. 湿邪与脾胃的关系　脾胃为后天之本，其特点有：①喜燥而恶湿，爱暖而悦芳香；②易为湿邪所困，湿困脾胃（又称湿阻中焦）则脾胃功能失常。

化湿药能宣化湿浊，醒悦脾胃而使脾运复健，故在临床应用上具有重要意义。

3. 湿邪的致病特点

性质	致病特点	病症特点
类水，阴邪	易伤阳气，尤易伤脾阳	恶寒、腹泻、不思饮食
重浊	沉重感，分泌物、排泄物较多，秽浊不洁	头重、身困重、大便溏泻、小便混浊、湿疹流水、妇女带下
黏滞	易阻气机，起病缓、发病长、反复发作	胸闷、腹胀、便溏不爽
趋下	易伤阴位（腰以下）	下肢水肿、妇女带下、小便混浊、泄泻、阴部湿疹

本章药物导图：

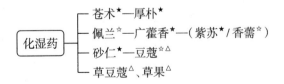

注：紫苏、香薷详见第八章解表药。

课堂中药分类讲授：

药物	性味赋	功效诀	功效与主治		临床应用注意事项
广藿香★	芳香辛散 微温不峻	藿香解表化湿邪 香可宣中利快膈 辟疫止呕功颇善 暑热外解用之多	化湿	湿阻中焦之证。症见脘腹胀闷、胃纳不馨、身体倦怠、口甘多涎、大便溏薄（舌苔浊者最捷）	【用量用法】 1. 内服 煎汤，3~10g；或入丸散 2. 外用 适量，煎水洗；或研末搽 【使用注意】 本品为辛散温化湿之品，阴虚火旺，舌绛光滑者不宜应用 【药用部位】 1. 藿香叶偏于发表 2. 藿香梗偏于和中 3. 鲜藿香解暑之力较强，夏季以沸水冲浸代茶，可作清暑饮料
			解暑	暑月外感风寒、内伤生冷之恶寒发热、头痛、脘闷、呕恶吐泻（胃肠型感冒）	
			止呕	湿浊中阻之呕吐	
苍术★	辛温苦燥 雄壮善行	苍术燥湿健脾能 祛风散寒又明目 胃中敦阜芳尽化 上下内外湿尽除	燥湿健脾	湿阻中焦，脘腹胀满，泄泻，水肿	【用量用法】 1. 煎服 3~9g 2. 生用燥性强，炒用燥性稍减 【使用注意】 辛温苦燥之品，阴虚内热、气虚多汗者忌用
			祛风散寒	风湿痹痛，脚气痿痹；风寒感冒	
			明目	夜盲，眼目昏涩	
厚朴★	苦辛降泄 温以化湿	厚朴燥湿行气药 腹中留滞可蠲消 降气平喘胸中畅 阴凝湿聚皆可疗	燥湿行气	湿滞中焦证	【用量用法】 内服 3~10g；或入丸散 【使用注意】 体虚者及孕妇慎用 【处方用名】 厚朴、制川朴、制厚朴（用生姜、紫苏叶煎汁，趁热拌入，吸匀拌透，干燥后用。以增强温中散寒之功）
			行气消积	上除胸满，中消脘闷，下治腹胀、便秘	
			降气平喘	气逆之咳喘	
砂仁★	辛香温散 温中和气	砂仁启脾以宽中 芳香化湿胃气行 温脾止泻因芳燥 行气安胎六甲中	行气开胃	脾胃气滞证，防止补药妨碍胃气，湿浊困脾证	【用量用法】 1. 内服 3~6g；或入丸散 2. 入煎剂当后下 【使用注意】 本品辛散温燥，阴虚火旺者不宜服用
			温脾止泻	脾虚腹泻	
			行气安胎	妊娠气滞恶阻及胎动不安	

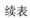

续表

药物	性味赋	功效诀	功效与主治		临床应用注意事项
佩兰☆	芳香辛散 性凉偏平	佩兰人云省头草 化湿醒脾理气好 解暑宣通功为上 脾病消瘅俱可疗	化湿	湿滞中焦证	【用量用法】 1. 内服 煎汤，3~10g；或入丸散 2. 鲜品加倍
			解暑	外感暑湿或湿温初起	
豆蔻☆	辛香温散 入中上焦	化湿行气白蔻仁 宣邪破滞味香辛 温中止呕除寒去 入煎后下记要真	化湿 行气	湿滞中焦及脾胃气滞证	【用量用法】 1. 煎服 3~6g，多入散剂 2. 入煎剂当后下
			温中 止呕	呕吐反胃	【使用注意】 火升作呕者不宜用
草豆蔻△	辛温香燥 行气温中	燥湿行气草豆蔻 味香力猛化寒湿 温中止呕治泄泻 煎汤牢记后下宜	燥湿 行气	寒湿阻中证	【用量用法】 1. 煎服 3~6g 2. 入散剂较佳，入汤剂宜后下
			温中 止呕	寒湿呕吐	【使用注意】 本品辛香温燥，故阴虚火旺者忌服
草果△	燥湿温中 辛散入脾	草果味香辛散强 燥湿温中寒与湿 湿浊瘅气阻脾胃 除痰截疟皆可选	燥湿 温中	寒湿中阻证	【用量用法】 煎服 3~6g 【使用注意】 本品温燥伤津，故阴虚火旺者忌服
			除痰 截疟	疟疾	

国家执业药师(中药学)考点精析：

小单元	细目	要点
一、用知总要	1. 性能主治	(1)芳香化湿药的性能功效 (2)芳香化湿药的适应范围
	2. 配伍与使用注意	(1)芳香化湿药的配伍方法 (2)芳香化湿药的使用注意
二、常用中药	1. 苍术、厚朴、广藿香、砂仁	(1)各药的药性、性能特点 (2)各药的功效、主治病证 (3)各药的用法、使用注意 (4)与各单元功效相似药物的药性、功效及主治病证的异同 (5)广藿香、厚朴的主要药理作用 (6)苍术配厚朴、陈皮，厚朴配枳实，广藿香配佩兰，砂仁配木香的意义
	2. 豆蔻、佩兰	(1)各药的药性 (2)各药的功效、主治病证

笔记

续表

小单元	细目	要点
		（3）各药的用法、使用注意 （4）与各单元功效相似药物的药性、功效及主治病证的异同
	3.草豆蔻、草果	（1）各药的药性 （2）各药的功效 （3）各药的用法、使用注意 （4）与各单元功效相似药物的药性及功效的异同

一、用知总要

1.性能主治

（1）性能功效：本类药多辛香温燥，主入脾、胃经，功能化湿醒脾或燥湿运脾，兼解暑发表。

（2）适应范围：主要适用于脾为湿困，运化失职而致的脘腹痞满、呕吐泛酸、大便溏泻、食少倦怠、舌苔白腻，或湿热困脾之口甘多涎，以及湿温、暑湿，兼治阴寒闭暑等。

2.配伍与使用注意

（1）配伍方法：寒湿困脾者，配温里药；湿热中阻者，配清热燥湿药；湿阻气滞者，配行气药；脾虚生湿者，配补气健脾药。

（2）使用注意：本类药多辛香温燥，易耗气伤阴，故阴虚血燥、气虚者慎用；又因其气味芳香，大多含挥发油，故入汤剂不宜久煎，以免降低疗效。

二、功效相似药组的异同

1.紫苏与广藿香功效主治之鉴别

（1）相同点：二者皆有发表和中的作用。

（2）同中之异：

• 紫苏长于散寒解表。

• 广藿香长于化湿醒脾。

（3）不同点：

• 紫苏且能安胎、解鱼蟹毒。

• 广藿香且能解暑、治鼻渊。

2.香薷与广藿香功效主治之鉴别

（1）相同点：二者皆为既能发表，又能解暑之药。

（2）同中之异：

• 香薷散寒解表力佳。

• 广藿香化湿醒脾力优。

（3）不同点：

• 香薷且能行水消肿。

• 广藿香且能治鼻渊。

3. 广藿香与佩兰功效主治之鉴别

（1）相同点：化湿、解暑，同治湿浊中阻证、暑湿感冒（胃肠型感冒）。

（2）同中之异：

- 广藿香发表之力大于佩兰，治暑湿感冒效捷。
- 佩兰性平，化湿之功优于广藿香，治湿滞中焦尤佳。

（3）不同点：

- 广藿香兼能止呕。
- 佩兰又能辟秽浊，除中焦陈腐之气，治疗秽浊中阻之口甜口腻等。

4. 苍术与白术功效主治之鉴别

（1）相同点：两者均能燥湿健脾。

（2）不同点：

- 白术又能补气、止汗、安胎。
- 苍术燥湿作用较白术强，且可发汗散邪。
- 脾弱之虚证多用白术，湿盛之实证多用苍术；止汗安胎用白术，发汗散邪用苍术。

5. 苍术与厚朴功效主治之鉴别

（1）相同点：二者苦辛而温，性均温燥，善治寒湿中阻之证。

（2）同中之异：

- 苍术兼健脾，湿阻兼脾虚食少便溏者多用。
- 厚朴兼行气，湿阻兼气滞胀满者宜之，并治脾胃气滞。

（3）不同点：

- 苍术燥性较烈，燥湿而健脾，且能祛风胜湿以治痹痛、发汗以解表、明目而治夜盲之症。
- 厚朴燥湿且行气，除满消胀之力佳，且能下气平喘以治喘咳之疾。

6. 砂仁与豆蔻功效主治之鉴别

（1）相同点：同属姜科。辛温，化湿行气、开胃、温中，治疗湿浊中阻证、脾胃气滞证、脾胃寒湿证等，均当后下。

（2）同中之异：

- 行气以豆蔻为优，开胃以砂仁为佳。
- 同能温中，但豆蔻重在温胃，善治胃寒呕吐，砂仁重在温脾，善治脾寒泄泻。

（3）不同点：

- 豆蔻偏入中、上二焦，又能入肺经以化饮止咳，并走肌表以除湿温。
- 砂仁偏入中、下二焦，又能达下焦以安胎。

7. 草豆蔻与草果功效主治之鉴别

（1）相同点：均辛香温燥，善燥湿温中散寒，治寒湿中阻诸证。

（2）同中之异：

- 草豆蔻力稍缓。
- 草果味异香，力较强。

（3）不同点：

- 草豆蔻又兼行气止呕，治脾胃气滞及虚寒久泻。
- 草果又兼除痰截疟，治疟疾证属寒湿偏盛者。

三、药物配伍

1. 苍术配厚朴、陈皮　苍术性温，功能燥湿健脾；厚朴性温，功能燥湿、行气、消积；陈皮性温，功能燥湿化痰、行气调中。三药相合，燥湿力强，且能行气，寒湿中阻、脾胃气滞者尤宜。

2. 厚朴配枳实　厚朴性温，功能燥湿、行气、消积；枳实微寒，功能破气消积、化痰除痞。两药相合，燥湿、消积、行气之力均强，主治湿浊中阻，或食积停滞或脾胃气滞所致脘腹胀满，以及痰浊阻肺之喘咳、胸满、腹胀。

3. 广藿香配佩兰　广藿香微温，功能化湿和中、解暑、止呕，且兼发表；佩兰性平，功能化湿解暑。两药相合，尤善化湿和中、解暑、发表。凡湿浊中阻，无论兼寒兼热，也无论有无表证，均可投用。

4. 砂仁配木香　砂仁性温，功能化湿行气温中；木香性温，功能理气调中止痛。两药相合，化湿、理气、调中止痛力胜，凡湿滞、食积，或挟寒所致脘腹胀痛即可投用。兼脾虚者，又当配伍健脾之品。

四、药理作用

1. 厚朴　本品有抗溃疡、调节胃肠运动、保肝、抗菌、中枢抑制、肌肉松弛、降血压、抑制血小板聚集、抗肿瘤等作用。

2. 广藿香　本品有促进胃液分泌、助消化以及抗菌、抗螺旋体及抗病毒作用。

第十三章

利水渗湿药

课前中医基础导入：

1. 利水渗湿药的概念　凡功能通利水道,渗除水湿的药物称为利水渗湿药。

2. 外湿与内湿的关系　外湿是从体表、肌肤而入。"其伤人也,或从上,或从下,或遍体皆受,此论外感之湿邪,著于肌躯者也"(《临证指南医案·湿》)。

内湿是因脾胃功能失职,运化失常而生。

外湿与内湿在发病过程中又常相互影响。外湿发病,多犯脾胃,致脾失健运,湿从内生;而脾失健运,又容易招致外湿的侵袭。

3. 外湿的治疗

（1）温燥(半夏、苍术之类)。

（2）苦燥(黄连、黄芩之类)。

（3）芳香化湿(砂仁、藿香、紫苏叶之类)。

4. 内湿的治疗

（1）内湿是由于脾虚吸收减弱引起的;停聚于脉内的过多津液,张仲景称为水气或痰饮(津液出于脉外为湿邪,在脉内为水气)。

（2）治湿不利小便,非其治也。

本章药物导图：

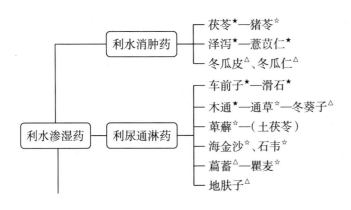

利水渗湿药
- 利水消肿药
  - 茯苓*—猪苓☆
  - 泽泻*—薏苡仁*
  - 冬瓜皮△、冬瓜仁△
- 利尿通淋药
  - 车前子*—滑石*
  - 木通*—通草☆—冬葵子△
  - 萆薢☆—(土茯苓)
  - 海金沙☆、石韦☆
  - 萹蓄—瞿麦☆
  - 地肤子△

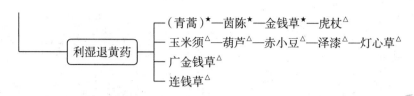

利湿退黄药
- （青蒿）★—茵陈★—金钱草★—虎杖△
- 玉米须△—葫芦△—赤小豆△—泽漆△—灯心草△
- 广金钱草△
- 连钱草△

注：土茯苓、青蒿详见第九章清热药。

课堂中药分类讲授：

第一节　利水消肿药

药物	性味赋	功效诀	功效与主治		临床应用注意事项
茯苓★	甘补淡渗 作用平和	茯苓利水导膀胱 渗湿能消水无常 健脾和中益坤土 宁心安神抱根良	利水 渗湿	小便不利， 水肿，痰饮	【用量用法】 内服　煎汤，10~15g；或入丸散 【使用注意】 捣碎入煎剂 【处方用名】 1. 茯苓皮　长于利水消肿 2. 赤茯苓　长于渗湿泄热 3. 白茯苓　长于健脾，并能利水、宁心 4. 茯神　菌核的心部，有松根穿过，长于宁心安神
			健脾 和中	脾气虚弱证	
			宁心 安神	心悸，失眠	
薏苡仁★	甘淡利湿 微寒清热	薏苡利湿可健脾 痹证能解缓筋拘 清热排脓肃上部 或生或炒因病宜	利湿 健脾	水肿、脚气， 淋证，脾虚 泄泻	【用量用法】 内服　煎汤，9~30g；或入丸散， 浸酒，煮粥，作羹 【使用注意】 1. 本品力缓，宜多服久服 2. 大便燥结及孕妇慎服 【处方用名】 1. 薏苡仁（薏米仁）、苡仁、米仁、生苡仁、生米仁（去壳晒干用，清利湿热宜生用） 2. 炒薏苡仁（炒用，健脾宜炒用）
			利湿 除痹	痹证（湿痹） 之筋脉拘挛	
			清热 排脓	肺痈，肠痈	
泽泻★	甘淡渗湿 性寒清泄	泽泻善泄泽中水 利水渗湿不伤阴 主入下焦泄相火 滋阴药佐保真阴	利水 渗湿	水肿，小便 不利，痰饮 眩晕	【用量用法】 内服　煎汤，6~10g；或入丸散 【使用注意】 肾虚精滑者慎用
			泄热	湿热带下	
猪苓☆	淡重于甘 泻而不补	猪苓淡渗可分消 利水诸淋导下焦 药性沉降入膀肾 单味应用疗效强	利水 渗湿	小便不利， 水肿，淋证， 泄泻，带下， 淋浊	【用量用法】 煎服　6~12g 【使用注意】 无水湿者忌服

续表

药物	性味赋	功效诀	功效与主治		临床应用注意事项
冬瓜皮△	微寒味甘以皮走皮	冬瓜皮擅行皮中功能利水消肿行清热可解暑烦渴酌加用量配伍行	利水消肿	水肿	【用量用法】内服　煎汤，15~30g；鲜品加倍
			清热解暑	暑热烦渴	
冬瓜仁△	甘寒质重渗利水湿	清肺化痰可消痈冬瓜子药擅排脓清热利湿淋浊下润肠通便是兼功	清肺，化痰，排脓	肺热咳嗽，肺痈，肠痈	【用量用法】内服　煎汤，5~10g；鲜品加倍

第二节　利尿通淋药

药物	性味赋	功效诀	功效与主治		临床应用注意事项
车前子★	甘寒滑利性专降泄	采采苤苢诗经言利尿通淋大车前清肺化痰明肝目渗湿止泻降利专	利尿通淋	湿热下注之淋证，水肿、小便不利	【用量用法】1. 内服　煎汤，9~15g，包煎；或入丸散2. 外用　适量，水煎洗或研末调敷【使用注意】无湿热者及孕妇忌用
			渗湿止泻	暑湿泄泻	
			清肝明目	肝经风热所致目赤肿痛，肝肾不足所致目暗昏花	
			清肺化痰	肺热咳嗽	
滑石★	甘淡滑利性寒质重	滑石利尿可通淋清热解暑肺胃分祛湿敛疮外用好直降州都此药真	利尿通淋	淋证（石淋）	【用量用法】1. 内服　煎汤，10~20g，包煎；或入丸散2. 外用　适量，研末撒；或调敷【使用注意】1. 脾虚气弱，精滑及热病津伤者忌服2. 孕妇慎服
			清热解暑	暑湿烦渴，湿温病	
			外用祛湿敛疮	湿疹湿疮，痱子	
木通★	苦寒清利三通一降	木通导湿淋下行清泄心火水道通涤热行瘀催下乳利痹关节肿痛能	利水通淋	淋证（热淋、膏淋）	【用量用法】煎服　3~6g【使用注意】1. 用量不宜大2. 肾功能不全者忌用3. 孕妇忌用
			清泄心火	口舌生疮，心烦尿赤	
			通乳利痹	产后乳汁不通或少，痹痛	

续表

药物	性味赋	功效诀	功效与主治		临床应用注意事项
通草☆	甘淡渗湿 性平微寒	通草利尿亦通淋 质轻清热入气分 通气能治乳不下 湿温病用记要真	利尿 通淋	湿热淋证	【用量用法】 内服　煎汤，3~5g；或入丸散 【使用注意】 无湿热者及孕妇忌服
			下乳	产后乳汁不通 或乳少	
海金沙☆	甘寒质滑 其形下降	利水通淋海金沙 药入太阳血分家 活血通经行瘀热 淋痛经病效堪夸	利尿 通淋	尿道疼痛及石 淋，为治诸淋 涩痛之要药	【用量用法】 1. 内服　6~15g 2. 宜布包入煎 【使用注意】 肾阴虚者慎用
			活血 通经	血热瘀阻所致 闭经、月经不 调	
石韦☆	苦甘降泄 性平微寒	石韦导湿热淋通 下行火腑利水行 凉血能止崩中衄 清金降肺止咳能	利水 通淋	热淋，石淋， 血淋（善治石 淋）	【用量用法】 1. 内服　煎汤，6~12g；或 研末 2. 外用　适量，研末涂敷 【使用注意】 阴虚及无湿热者忌服
			清肺 止咳	肺热咳嗽	
			凉血 止血	崩漏，吐衄	
萹蓄☆	苦寒清降 功专下焦	萹蓄一药主分消 利尿通淋化湿疗 杀虫止痒疗癣愈 降利功偏是相较	利尿 通淋	小便淋沥涩痛 及血淋（善治 湿热淋证）	【用量用法】 1. 内服　煎汤，9~15g；或 入丸散；杀虫，单用30~ 60g，鲜品捣汁饮50~100g 2. 外用　适量，煎水洗，捣 烂敷或捣汁搽
			杀虫 止痒	湿疹阴痒，虫 积腹痛	
瞿麦☆	苦寒降泄 导热下行	瞿麦利尿主分消 通淋尤为血淋疗 活血通经行瘀闭 导浊须求此药高	利尿 通淋	小便淋沥涩痛 及血淋（善治 血淋）	【用量用法】 1. 内服　煎汤，9~15g；或 丸散 2. 外用　适量，煎汤洗；或研 末撒 【使用注意】 孕妇忌用
			活血 通经	瘀阻闭经	
萆薢☆	味苦燥湿 性平祛风	萆薢能解痹沉疴 下行分清利湿浊 推求风寒湿邪气 膀胱能通肾能合	利湿浊	膏淋，白浊	【用量用法】 内服　煎汤，10~15g；或入 丸散 【使用注意】 肾虚阴亏者忌用
			祛风湿	风湿痹证	
冬葵子△	甘寒滑利 质重善通	冬葵子滑通淋能 下乳主治又一功 利水润肠与通便 二肠水腑一般行	利水 通淋	淋证，水肿	【用量用法】 内服　煎汤，6~15g；或入散剂 【使用注意】 1. 脾虚肠滑者忌服
			通乳	乳汁不行，乳 房胀痛	

续表

药物	性味赋	功效诀	功效与主治		临床应用注意事项
			润肠通便	便秘	2. 孕妇慎服
地肤子△	苦寒降泄归膀胱经	地肤子疗热癃淋止痒祛湿记要真润肠通便腹中秘潜消湿注晦疾深	利尿通淋	善治热淋	【用量用法】1. 内服 煎汤,9~15g;或入丸散2. 外用 适量,煎水洗
			止痒	湿疹,风疹,皮肤瘙痒,阴痒	
			润肠通便	肠燥便秘	

第三节　利湿退黄药

药物	性味赋	功效诀	功效与主治		临床应用注意事项
茵陈★	味苦降泄性寒清热	三月茵陈四月蒿利胆退黄赖此苗功在清利湿蕴热发陈致新退黄疸	清利湿热,利胆退黄	治黄疸要药,又治湿温、湿疮、湿疹	【用量用法】1. 内服 煎汤,6~15g;或入丸散2. 外用 适量,煎水洗【使用注意】血虚萎黄者慎用
金钱草★	甘淡渗湿微寒清热	金钱草品有多般利湿退黄效不难通淋排石行水腑解毒消肿记要全	利湿退黄	湿热黄疸	【用量用法】1. 内服 15~60g,鲜品加倍;或捣汁服2. 外用 适量,捣汁敷或涂搽
			利尿通淋,排石	善治石淋(泌尿系统结石)及肝胆结石	
			解毒消肿	痈肿,恶疮肿毒,毒蛇咬伤	
玉米须△	味甘性平药性缓和	农家寻常玉米须利水消肿功效识降压常服实在验利湿退黄多知	利水消肿,利湿退黄	适用于水肿、脚气、小便不利、黄疸、疮毒等症	【用量用法】内服 15~30g,多至60g
灯心草△	甘淡渗利微寒清热	利尿通淋草灯心效可除烦清心君医家用之须相伍概因此药甘淡品	利尿通淋	热淋	【用量用法】1. 内服 1~3g;或入丸散2. 外用 适量,煅存性研末用
			清心除烦	心烦失眠,小儿夜啼	
广金钱草△	味甘性凉淡而和缓	性凉清热广金钱利湿利尿善通淋水肿黄疸皆可选石淋砂淋最适宜	清热利湿	黄疸尿赤	【用量用法】1. 煎服 15~30g;鲜用30~60g2. 外用 捣敷
			利尿通淋	砂淋、石淋、热淋,水肿尿少	

药物	性味赋	功效诀	功效与主治		临床应用注意事项
					【使用注意】 本品甘淡渗利,故阴虚津伤者慎服
连钱草△	辛散苦泄 微寒清解	清热解毒连钱草 湿热黄疸疗效好 利湿通淋治石淋 跌打损伤痈肿消	利湿通淋	热淋,石淋,湿热黄疸	**【用量用法】** 1. 内服 煎汤,15~30g,鲜品30~60g;或浸酒、绞汁 2. 外用 适量,煎汤洗
			清热解毒	湿热黄疸	
			散瘀消肿	跌打损伤,疮痈肿痛	
虎杖△	虎斑杖茎 苦泄寒清	虎杖一药有多功 利湿退黄解毒能 活血祛瘀通肠便 祛痰止咳亦且行	利湿退黄	湿热黄疸,淋浊,带下	**【用量用法】** 1. 内服 煎汤,10~15g;或浸酒;或入丸散 2. 外用 适量,研末调敷;或煎浓汁湿敷;或熬膏涂搽 **【使用注意】** 孕妇忌服
			清热解毒	痈疮肿毒,烧烫伤,毒蛇咬伤	
			活血祛瘀	血瘀闭经,痛经,跌打损伤,癥瘕	
			祛痰止咳	肺热咳嗽	
			泻下通便	热结便秘	
葫芦△	味甘性平 利水消肿	葫芦本是寻常物 可消肿满水能逐 擅治腹水此物效 终究力小作配伍	利水消肿	擅治腹水	**【用量用法】** 煎服 15~30g
赤小豆△	甘酸利水 药食同源	赤豆利水可消肿 解毒亦且排痈脓 利湿退黄膀胱腑 药食同源大量行	利水消肿,利湿退黄	水肿胀满,脚气浮肿,黄疸尿赤,风湿热痹	**【用量用法】** 1. 内服 10~30g 2. 外用 适量,生研调敷
			解毒排脓	痈肿疮毒,肠痈腹痛	
泽漆△	辛苦有毒 性寒化痰	泽漆此品出本经 行水效佳消肿能 化痰止咳平金嗽 尚有散结疗瘰功	利水消肿	大腹水肿,四肢面目浮肿	**【用量用法】** 1. 煎服 5~10g 2. 外用 适量
			化痰止咳	肺热咳嗽	
			散结	痰核	

国家执业药师(中药学)考点精析：

笔记

小单元	细目	要点
一、用知总要	1. 性能主治	(1)利水渗湿药的性能功效 (2)利水渗湿药的适应范围
	2. 配伍与使用注意	(1)利水渗湿药的配伍方法 (2)利水渗湿药的使用注意
二、常用中药	1. 茯苓、薏苡仁、泽泻、车前子、滑石、木通、金钱草、茵陈	(1)各药的药性、性能特点 (2)各药的功效、主治病证 (3)各药的用法、使用注意 (4)与各单元功效相似药物的药性、功效及主治病证的异同 (5)茯苓、泽泻、车前子、茵陈的主要药理作用 (6)滑石配生甘草的意义
	2. 猪苓、通草、萆薢、石韦、海金沙、瞿麦、萹蓄	(1)各药的药性 (2)各药的功效、主治病证 (3)各药的用法、使用注意 (4)与各单元功效相似药物的药性、功效及主治病证的异同
	3. 地肤子、灯心草、冬葵子、广金钱草、连钱草	(1)各药的药性 (2)各药的功效 (3)各药的用法、使用注意 (4)灯心草的用量 (5)与各单元功效相似药物的药性及功效的异同

一、用知总要

1. 性能主治

(1)性能功效：本类药味多甘淡或苦，性多寒凉或平，多入膀胱、脾及小肠经，功能利水消肿、利尿通淋、利湿退黄。

(2)适应范围：主要适用于小便不利、水肿、淋浊、黄疸、水泻、带下、湿疮、痰饮等水湿内盛之病证。

2. 配伍与使用注意

(1)配伍方法：水肿骤起有表证者，配宣肺发汗药；水肿日久属脾肾阳虚者，配温补脾肾药；湿热交蒸者，配清热药；热伤血络而尿血者，配凉血止血药。

(2)使用注意：本类药易耗伤津液，阴虚津伤者宜慎用。

二、功效相似药组的异同

1. 白茯苓、赤茯苓、茯苓皮与茯神功效主治之鉴别

• 茯苓皮：长于利水消肿。

• 赤茯苓：长于渗湿泄热。

- 白茯苓:长于健脾,并能利水、宁心。
- 茯神:菌核的心部,有松根穿过,长于宁心安神。

2. 茯苓与薏苡仁功效主治之鉴别

(1)相同点:二者均为甘淡平和之药,渗湿健脾之品。

(2)同中之异:

- 茯苓性平,作用和缓,无寒热之偏,可适用于寒热虚实各种水肿。
- 薏苡仁性偏寒凉,清热利湿力强。

(3)不同点:

- 茯苓兼入心经,具有宁心安神作用。
- 薏苡仁则具排脓消痈之效,又为治湿痹常用之药。

3. 猪苓与茯苓功效主治之鉴别

(1)相同点:都能利水渗湿,常相须为用,协同利水。

(2)不同点:

- 猪苓淡重于甘,主入肾与膀胱经,只能渗湿利尿,无补脾益中之效,且利水作用较茯苓强。
- 茯苓利中有补,甘则补中,淡则能渗,既能滋补心脾而益肺,宁心安神;又能利水通窍除邪热。补而不峻,利而不猛。

4. 泽泻与薏苡仁功效主治之鉴别

(1)相同点:均性味甘淡寒而能利水渗湿、清热,治水湿内停所致水肿、小便不利。

(2)同中之异:

- 泽泻性寒,归肾与膀胱经,能泄肾与膀胱之热,故善治下焦湿热之水湿证及淋浊、带下等症。
- 薏苡仁又能健脾止泻,利水而不伤正气,补脾而不滋腻,可治脾虚湿盛之水肿腹胀及脾虚泄泻。

(3)不同点:薏苡仁尚能清热排脓、除痹,治肺痈、肠痈及湿热痹证、脚气浮肿等。

5. 车前子与滑石功效主治之鉴别

(1)相同点:均性寒而利尿通淋,治湿热下注,热结膀胱所致小便不利、淋沥涩痛。

(2)同中之异:

- 车前子甘而滑利,既能清热利水,善治热淋涩痛;又能利水湿分清浊而止泻,善治湿盛引起的水泻及水肿兼热者。
- 滑石性寒质重,渗湿利窍,善治石淋热淋。

(3)不同点:

- 车前子又能清肝明目,治肝火上炎之目赤肿痛,及肝肾不足目暗昏花;又可清肺化痰,治肺热咳嗽痰多。
- 滑石又能清热解暑,为治暑湿、湿温、暑热烦渴之要药。此外,外用又可收湿敛疮,治湿疮、湿疹。

6. 关木通、通草与冬葵子功效主治之鉴别

（1）相同点：均能清热利尿通淋、下乳。治湿热下注,热结膀胱所致湿热淋沥及产后乳少。

（2）同中之异：

- 关木通苦寒,能上清心火,下泄小肠热,为治心火上炎而下移小肠之口舌生疮,心烦尿赤之要药。
- 通草气味俱薄,为滑利通导之品,药力较缓,以湿热不甚者宜之。

（3）不同点：

- 关木通又可通利血脉而通经、通痹,治血热瘀阻之经闭及湿热痹证。
- 冬葵子又可润肠通便,治肠燥便秘。

7. 海金沙与石韦功效主治之鉴别

（1）相同点：均性寒而利尿通淋,可治各种淋证,尤以石淋、血淋为佳。

（2）同中之异：

- 海金沙甘寒,体滑而降,功专利尿通淋止痛,尤善止尿道疼痛,为治诸淋涩痛之要药。
- 石韦苦寒,利尿之中兼能凉血止血,故治血淋尤宜,亦治血热妄行之出血证。

（3）不同点：石韦又可清肺止咳,治肺热喘咳。

8. 萹蓄、瞿麦与灯心草功效主治之鉴别

（1）相同点：均性寒而利尿通淋,治热结膀胱之湿热淋证。

（2）不同点：

- 瞿麦又可活血通经,既可治血热瘀阻经闭及月经不调,又为治血淋佳品。
- 萹蓄兼有杀虫止痒作用,可治湿疹阴痒、蛔虫腹痛。
- 灯心草又善清心除烦,常治心烦失眠、小儿夜啼等。

9. 萆薢与土茯苓功效主治之鉴别

（1）相同点：土茯苓又名土萆薢,二药均能利湿浊、祛风湿,治疗下焦湿热淋证、风湿痹证。

（2）同中之异：

- 萆薢利湿优于土茯苓,主治膏淋、白浊。
- 土茯苓解毒优于萆薢,主治梅毒。

10. 茵陈与青蒿功效主治之鉴别

（1）相同点：二者均气味芳香,能解湿热,故湿热黄疸、湿温、暑温之证,均可应用。

（2）不同点：

- 茵陈主入脾胃,为退黄主药。
- 青蒿主入肝胆,功专解骨蒸劳热,尤能泻暑温之火,为骨蒸劳热、疟疾寒热及暑温壮热所常用。

11. 茵陈、金钱草与虎杖功效主治之鉴别

（1）相同点：均性寒,具有利胆退黄作用,治湿热蕴结肝胆所致湿热黄疸。

（2）同中之异：

- 茵陈味苦微寒，功专清肝胆湿热而退黄疸，为治黄疸要药，无论阴黄、阳黄，均可配伍应用。
- 广金钱草甘淡微寒，既可除湿退黄而治肝胆湿热之证，又善利尿通淋、排除结石，为治石淋要药。
- 虎杖苦寒，降泄下焦湿热，常治淋浊带下。

（3）不同点：
- 茵陈外用可治湿疮、湿疹。
- 广金钱草又能解毒消肿，治痈疮肿毒、毒蛇咬伤。
- 虎杖又可活血祛瘀，治血瘀经闭、痛经、跌打伤痛；并可祛痰止咳，治肺热咳嗽；尚能泻热通便，以治热结便秘。此外，内服或外用治痈疮肿毒及毒蛇咬伤、烧烫伤等，有清热解毒之效。

12. 玉米须、葫芦、赤小豆、泽漆与灯心草功效主治之鉴别
- 玉米须：甘，平，利水消肿，利湿退黄，降血压。
- 葫芦：甘，平，利水消肿，善治腹水。
- 赤小豆：甘，酸，平，利水消肿，解毒排脓，利湿退黄。
- 泽漆：辛，苦，微寒，有毒，利水消肿，化痰止咳，散结。
- 灯心草：甘，淡，微寒，利尿通淋，清心除烦。

三、药　物　配　伍

滑石配生甘草　滑石甘淡性寒，功能清暑利尿；生甘草甘平偏凉，能清热、益气和中。两药合用，既清利暑热，又利水而不伤津，主治暑湿身热烦渴。

四、药　理　作　用

1. 茯苓　本品有利尿、增强机体免疫功能、调节胃肠功能、保肝、镇静、抗肿瘤、抗菌等作用。

2. 泽泻　本品有利尿、降血脂、抗动脉粥样硬化、抗脂肪肝、减肥、抗血小板聚集、抗血栓、抗炎等作用。

3. 车前子　本品有保肝、降胆固醇、祛痰、镇咳、预防肾结石形成、缓泻、抗炎等作用。

4. 茵陈　本品有利尿、利胆、保肝、降血脂、抗菌、抗病毒、抗钩端螺旋体、杀蛔虫、解热、抗炎、抗肿瘤等作用。

13章 习题

第十四章

温 里 药

课前中医基础导入：

1. 温里药的概念 以温里祛寒，主治里寒证为主要功用的药物，称为温里药。

2. 寒邪的性质和致病特点

性质	致病特点	病症特点
阴邪	易伤阳气	恶寒、肢冷、泄泻
凝滞	气血不通	疼痛
收引	气机收敛、经脉挛缩	无汗、肢体屈伸不利、绞痛

本章药物导图：

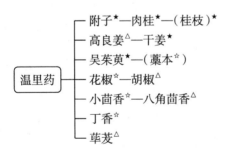

```
                 ┌─ 附子★—肉桂★—（桂枝）★
                 ├─ 高良姜△—干姜★
                 ├─ 吴茱萸★—（藁本☆）
    温里药 ──────┤─ 花椒☆—胡椒△
                 ├─ 小茴香☆—八角茴香△
                 ├─ 丁香☆
                 └─ 荜茇△
```

注：桂枝、藁本详见第八章解表药。

课堂中药分类讲授：

药物	性味赋	功效诀	功效与主治	临床应用注意事项
附子★	辛甘大热 力猛有毒	附子救逆可回阳 补火质燥气而刚 散寒止痛通寒痹 斩关夺门痼寒将	回阳 救逆	主治亡阳证	【用量用法】 1. 内服　3~15g 2. 久煎，至口尝无麻辣感为度

笔记

药物	性味赋	功效诀	功效与主治		临床应用注意事项
			补火助阳	治诸阳虚证	3. 生用作用峻烈,宜于回阳救逆 4. 熟用作用缓和,宜于补火助阳 【使用注意】 1. 本品辛热燥烈,有毒,非阴盛阳衰之证不宜服用 2. 阴虚内热患者及孕妇忌用 3. 反半夏、瓜蒌、白蔹、白及、川贝母、浙贝母
			散寒止痛	用于寒痹证	
肉桂*	辛热兼甘 纯阳温散	紫油肉桂上品佳 补火助阳命门家 散寒止痛通诸痹 温经通脉散癥瘕	补火助阳	善补命门之火,用于肾阳虚证	【用量用法】 1. 内服　1~5g;研末吞服或冲服,一次1~1.5g 2. 官桂用量加倍 3. 入煎剂时不宜久煎,须后下,以免减低药效 【使用注意】 本品能助阳动血,故凡阳盛阴虚,一切血证及孕妇均当忌用
			散寒止痛	寒凝脘腹冷痛,寒湿痹痛等	
			温经通脉	寒凝血滞的痛经、闭经	
干姜*	辛热无毒 守而不走	干姜温中可散寒 饮流痰嗽肺金安 回阳救逆干附伍 辛热诸寒可散痉	温中散寒	温脾散寒,用于寒凝脾胃证	【用量用法】 1. 内服　3~10g 2. 温中回阳、散寒燥湿,当用干姜;止泻、止血宜用炮姜 【使用注意】 本品属辛热燥烈之品,故阴虚有热者及孕妇均忌用 【姜六药】 1. 生姜　辛温,发表散寒,温中止呕,温肺化饮,解毒,走而不守 2. 干姜　辛热,温中散寒,温肺化饮,回阳救逆,能走能守 3. 炮姜　苦涩温,温经止血,守而不走 4. 煨姜　性温,长于涩肠止血 5. 生姜汁　辛温,功能和胃止呕,开窍 6. 生姜皮　辛凉,功能利水消肿
			回阳救逆	亡阳证	
			温肺化饮	寒饮喘咳	

续表

药物	性味赋	功效诀	功效与主治		临床应用注意事项
吴茱萸*	辛热兼苦 引火下行	吴茱萸药入厥阴 疏肝降逆散寒臣 助阳止泻温脾肾 导火下行止奔豚	散寒止痛	善散肝经寒，治厥阴巅顶头痛、寒湿脚气肿痛、宫冷不孕、脘腹冷痛	【用量用法】 1. 内服 2~5g 2. 外用 生者15~30g，研末醋调涂足心，或煎汤泡脚 【使用注意】 本品辛热燥烈，能损气动火，故阴虚有热者不宜服
			疏肝降逆	肝胃不和之呕吐吞酸、脘痞	
			助阳止泻	脾肾阳虚之五更泄泻	
			引火下行	虚火上炎之口舌生疮等	
花椒☆	辛热小毒 功专中焦	花椒药列五味中 川盛又呼蜀椒名 中土肺金俱温健 止咳止痛并杀虫	温中止痛	脾胃虚寒之脘腹冷痛、泄泻等	【用量用法】 1. 内服 煎汤，3~6g；或入丸散 2. 外用 适量，煎水洗可含漱；研末调敷 【使用注意】 阴虚火旺者忌服，孕妇慎服
			杀虫止痒	湿疹瘙痒，蛔虫腹痛	
			温肺止咳	寒饮咳喘	
小茴香☆	辛温轻虚 善走下焦	散寒止痛小茴香 寒疝冷积是专长 理气开胃中土畅 气滞呕痛俱可当	散寒止痛	善散下焦寒气，治寒疝腹痛、睾丸偏坠胀痛、少腹冷痛、痛经	【用量用法】 1. 内服 煎汤，3~6g；或入丸散 2. 外用 适量，研末调敷；或炒热温熨 【使用注意】 阴虚火旺者禁服
			理气开胃	脾胃气滞，冷气疼痛等	
丁香☆	辛温气香 中下二焦	温中暖胃是丁香 降逆散寒止痛强 温寒壮阳能达肾 呃逆呕吐俱堪尝	温中降逆	胃寒呕吐呃逆要药	【用量用法】 1. 内服 煎汤，1~3g；或入丸散 2. 外用 适量，研末外敷 【使用注意】 畏郁金
			散寒止痛	脘腹冷痛	
			温肾助阳	阳痿，宫冷不孕等	
高良姜△	味辛性热 温通脾胃	散寒止痛良姜高 心腹之痛俱能疗 温中能止清涎呕 脾胃偏宜痼寒消	温中散寒止痛	长于散胃寒，主治寒凝中焦之气滞腹痛	【用量用法】 煎服 3~6g；研末服，每次3g 【使用注意】 阴虚有热者禁服

药物	性味赋	功效诀	功效与主治	临床应用注意事项
荜茇△	辛散温里 性热散寒	荜茇辛温入胃肠 温散寒邪止呕泻 龋齿牙痛亦可治 研末外用疼痛消	散寒 止痛	中寒腹痛， 呕吐，泄泻， 龋齿牙痛	【用量用法】 1. 煎服　1~3g 2. 外用　适量，研末塞龋齿孔中，或调敷 【使用注意】 本品辛热，能助火伤阴，故热证及阴虚火旺者忌服，孕妇慎服
胡椒△	辛热无毒 归胃大肠	胡椒温中散寒邪 下气消痰化寒结 止痛盖因冷滞散 助火伤阴记要切	温中 止痛	寒凝中焦证	【用量用法】 1. 内服　煎汤，0.6~1.5g；或入丸散 2. 外用　适量，研末调敷，或置膏药内外贴
			下气 消痰	食欲缺乏， 癫痫痰多	【使用注意】 阴虚有火者忌服
八角 茴香△	味辛性温 升浮散寒	八角茴香味辛温 主入肝肾脾胃经 温阳理气止腹痛 诸腹冷痛效堪夸	温阳 散寒 理气 止痛	寒疝腹痛， 肾虚腰痛， 胃寒呕吐， 脘腹冷痛	【用量用法】 煎服　3~6g

国家执业药师(中药学)考点精析：

小单元	细目	要点
一、用知总要	1. 性能主治	(1)温里药的性能功效 (2)温里药的适应范围
	2. 配伍与使用注意	(1)温里药的配伍方法 (2)温里药的使用注意
二、常用中药	1. 附子、干姜、肉桂、吴茱萸	(1)各药的药性、性能特点 (2)各药的功效、主治病证 (3)各药的用法、使用注意 (4)肉桂、吴茱萸的用量 (5)与各单元功效相似药物的药性、功效及主治病证的异同 (6)附子、干姜、肉桂的主要药理作用 (7)附子配干姜，附子配麻黄、细辛，肉桂配附子的意义
	2. 花椒、丁香、小茴香	(1)各药的药性 (2)各药的功效、主治病证 (3)各药的用法、使用注意 (4)与各单元功效相似药物的药性、功效及主治病证的异同 (5)丁香配柿蒂的意义

续表

笔记

小单元	细目	要点
	3. 高良姜、荜茇	(1)各药的药性 (2)各药的功效 (3)各药的用法、使用注意 (4)与各单元功效相似药物的药性及功效的异同

一、用 知 总 要

1. 性能主治

（1）性能功效：本类药味多辛，或兼苦，或兼甘，性温热，主入脾胃、肾、心经，兼入肝、肺经，主能温里散寒、温经止痛、补火助阳或回阳救逆等，兼能化痰、燥湿、杀虫、止呃。

（2）适应范围：主要适用于里寒证，包括中焦寒证、心肾阳衰之亡阳证、肾阳虚证、寒滞肝脉之疝痛、风寒湿痹、经寒痛经等。兼治寒饮咳喘、虫积腹痛等。

2. 配伍与使用注意

（1）配伍方法：外寒内侵而有表证者，配解表药；寒凝气滞者，配行气药；寒湿内蕴者，配化湿健脾药；脾肾阳虚者，配温补脾肾药；亡阳气脱者，配大补元气药。

（2）使用注意：本类药多辛热燥烈，易助火、伤津，故热证、阴虚证及孕妇忌用或慎用。

二、功效相似药组的异同

1. 川乌、草乌与附子功效主治之鉴别

（1）相同点：三药均为毛茛科植物，来源相近，均有毒，功能散寒止痛、祛风湿，治风寒湿痹痛及寒凝疼痛。

（2）同中之异：

• 毒性：草乌>川乌>附子。

• 功用：草乌、川乌祛风散寒、止痛力优于附子。

（3）不同点：附子为回阳救逆要药，尚可补火助阳，治疗亡阳证、阳虚证为他二药所不及。

2. 肉桂与附子功效主治之鉴别

（1）相同点：都能温补命门之火，作用相近，常相须为用。

（2）同中之异：

• 附子辛热燥烈，为回阳救逆之要药。

• 在峻补气血之中，用肉桂为辅助药，可以鼓舞气血，促使阳生阴长。

（3）不同点：

• 附子补火助阳，治肾阳不足，又能通行十二经，散风寒湿邪，凡阴寒内盛，心腹冷痛，或阳虚外感，或风寒湿痹疼痛较重者均可用之。

• 肉桂作用较附子为缓，主补火助阳、散寒止痛；且可引火归原，多用于肾阳不足及心腹冷痛,以及冷痹作痛之证;且入血分,破血通经,可治经寒血滞的经闭癥瘕;此外还常与补气血药同用,有鼓舞气血生长之效。

3. 肉桂与桂枝功效主治之鉴别

(1)相同点:肉桂为树皮,桂枝为嫩枝,两者同出一物。辛、甘,温通经脉、散寒止痛,治疗寒凝经脉之痛经、闭经以及风湿痹痛等。

(2)同中之异:

- 桂枝性条达,温通经脉胜于肉桂。
- 肉桂性热,散寒止痛优于桂枝。

(3)不同点:

- 桂枝气薄,主上行而散表寒,走四肢而温通经脉。
- 肉桂气厚,主温中而止痛,且能下行而补肾阳,又可引火归原,常与附子同用。

4. 吴茱萸与藁本治疗头痛之区别

(1)相同点:二者均治疗巅顶头痛。

(2)不同点:

- 吴茱萸暖肝散寒止痛,重在治肝经寒气上逆之巅顶头痛。
- 藁本发散风寒止痛,重在治外感风寒之巅顶头痛。

5. 高良姜与干姜功效主治之鉴别

(1)相同点:均为辛热之品,皆为温中散寒之要药。

(2)同中之异:

- 高良姜偏治胃寒,善治脘腹冷痛,嗳气呕逆。
- 干姜偏治脾寒,善治腹痛泄泻。

6. 花椒与胡椒功效主治之鉴别

(1)相同点:二者辛热,均能温中散寒止痛,主治寒凝中焦之脘腹冷痛、呕吐清水、泄泻等。

(2)不同点:

- 胡椒温中之力大于花椒,且重在温暖肠胃,填脐治疗虚寒性泄泻。
- 花椒温中力弱,但上兼温肺,下又暖肾,治疗肺寒咳嗽及肾阳虚证,且善杀虫,治疗蛔虫腹痛、肌肤瘙痒等。

7. 八角茴香与小茴香功效主治之鉴别

(1)相同点:散寒止痛、理气和胃,主治肝寒所致之胁肋、少腹、睾丸痛,以及胃寒气滞之脘腹胀痛、食少呕恶等。

(2)同中之异:散寒之力八角茴香大于小茴香。

(3)不同点:

- 小茴香紧实下行,长于治寒客肝脉之少腹凉痛、痛经、睾丸胀痛等。
- 八角茴香角出八方,能除诸经寒邪、行诸经气滞,凡阴寒痼冷、疝痛、脚气痛、岔气痛、胁痛等皆可用。

三、药物配伍

1. 附子配干姜　附子辛热,功善回阳救逆、温助脾阳;干姜辛热,重在温中,兼能回阳。两药相合,回阳救逆及温中之力大增,治亡阳证及中焦寒证效佳。

2. 附子配细辛、麻黄 附子辛热,善补阳散寒;麻黄辛温,善开腠理而发汗散寒;细辛辛温气烈,善祛少阴经风寒。三药相合,善补阳发表散寒,治阳虚外感风寒功著。

3. 肉桂配附子 肉桂辛甘而热,功能补火助阳、散寒通脉;附子辛热,功能补火助阳、散寒止痛。两药相合,补火助阳、散寒止痛力强,治肾阳虚衰、脾肾阳衰及里寒重证可用。

4. 丁香配柿蒂 丁香辛温,功能温中散寒降逆;柿蒂苦平,功能降气止呃。两药相合,既温中散寒,又降气止呃,治虚寒呕吐、呃逆效著。

四、药 理 作 用

1. 附子 本品有强心、抗心律失常、扩张血管、调节血压、提高耐缺氧能力、抗心肌缺血、抗休克、抗寒冷、促进下丘脑 - 垂体 - 肾上腺轴功能、增强免疫功能、抗炎、镇静、镇痛及局麻等作用。

2. 干姜 本品有扩张血管、强心、升血压、抗缺氧、增强肠道运动、促进消化、抗溃疡、保护胃黏膜、利胆、止吐、镇痛、镇静、解热、抗炎、提高免疫功能、抑制血小板聚集、抗血栓形成、抗过敏、抗菌及镇咳祛痰等作用。

3. 肉桂 本品有强心、扩张血管、抗血栓形成、抗缺氧、抗氧化、改善性功能、保护肾上腺皮质功能、抗溃疡、利胆、镇痛、镇静、解热、抗炎、抑菌等作用。

14章 习题

第十五章

理 气 药

课前中医基础导入：

1. 理气药的概念 以疏理气机，治疗气滞证或气逆证为主要作用的药物，称作理气药。

2. 气机的失常

（1）气虚：气的生化不足或耗散过多的病理状态。

（2）气机失调：气的某些功能减退及运动失常，形成气滞、气逆、气陷、气闭或气脱的病理变化。

3. 气滞

（1）含义：即气的流通不畅，郁滞不通的病理状态。

（2）形成：①情志抑郁不舒；②痰、湿、食积、瘀血阻滞；③脏腑功能失调；④气虚运行无力。

（3）表现及治疗原则

肺气壅滞——胸闷，咳喘

肝气郁滞——胸胁胀满，少腹胀痛 ｝痛胀痛 ｛气滞宜通 气郁宜散

脾胃气滞——腹胀而痛，时作时止，得矢气嗳气则舒

4. 气逆

（1）含义：气升之太过，或降之不及，以脏腑之气逆上的病理状态。

（2）形成：①情志内伤；②饮食冷热不适；③外邪侵犯；④痰浊壅滞；⑤因虚而气上（肺、胃、肝虚）。

（3）表现：肺气上逆——咳逆上气。

胃气上逆——恶心、呕吐、呃逆、嗳气。

肝气上逆——头胀痛、面红、目赤、易怒。

5. 气陷

（1）含义：是在气虚病变基础上发生的以气的升清功能不足和气的升举无力为主要特征的病理状态，与脾气虚损关系最密切。

（2）形成：素体虚弱 病久耗伤 ｝脾气虚损 ｛清气不升 中气下陷

（3）表现：上气不足——头目失养致头晕、眼花、耳鸣。

中气下陷——胃、肾、子宫、肛门位置相对下移，少腹胀坠，便意频频兼疲乏无力、气短声低、面色不华等。

6. 气闭

（1）含义：即气机闭阻，外出严重障碍，以致清窍闭塞，出现晕厥的一种病理状态。

（2）形成：①情志抑郁；②外邪、痰浊阻滞。

（3）表现：阻滞气机，出入不利，闭塞清窍，表现为突然昏倒、不省人事（可见闭厥、气厥、痛厥）。

7. 气脱

（1）含义：指气不内守，大量亡失，以致功能突然衰竭的病理状态。

（2）形成：①正不敌邪、正气骤伤；②慢性长期消耗；③汗吐下太过，大出血，致气随津血脱泄；④气不内守，大量外脱气虚之甚致功能全面突然衰竭。

（3）表现：面色苍白，汗出不止，目闭口开，全身软瘫，手撒，二便失禁，脉微欲绝等。

本章药物导图：

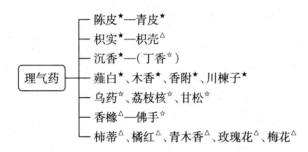

理气药
├── 陈皮*—青皮*
├── 枳实*—枳壳△
├── 沉香*—（丁香☆）
├── 薤白*、木香*、香附*、川楝子*
├── 乌药☆、荔枝核☆、甘松☆
├── 香橼△—佛手☆
└── 柿蒂△、橘红△、青木香△、玫瑰花△、梅花△

注：丁香详见第十四章温里药。

课堂中药分类讲授：

药物	性味赋	功效诀	功效与主治		临床应用注意事项
陈皮*	辛香温通味苦降燥	陈皮降逆可温中消痰理气两功能快膈能燥湿邪盛二陈名方建奇功	理气调中	善理脾胃气滞，可治脾胃气滞证、胃气上逆证，又可防滋补之品碍胃气	**【附药】** 1. 橘络　乃橘瓤上的筋膜（是橘的中果皮及内果皮之间的维管束群）。性味苦，平。功能化痰理气通络，适用于痰滞经络，咳嗽、胸胁作痛等症 2. 化橘红　乃芸香科植物柚的果实。性味苦、辛，温。功能燥湿化痰、理气、消食，适用于痰多咳嗽以及食积、脘腹胀痛等症
			燥湿化痰	痰湿壅肺证	

笔记

药物	性味赋	功效诀	功效与主治		临床应用注意事项
枳实*	苦辛微寒 行滞降泄	枳实推墙倒壁功 破气消积力锐行 化痰除痞破结气 气分峻药是先声	破气 消积	食积气滞之 脘痞、腹胀、 便秘	【用量用法】 1. 内服　煎汤，3~10g；或入 丸散 2. 外用　适量，研末调涂；或 炒热熨 【使用注意】 脾胃虚弱者及孕妇慎服
			化痰 除痞	痰浊阻滞之 胸痹、胸闷等	
薤白*	辛开苦降 温通滑利	薤白通阳散胸结 滞气能通肠能和 全赖行气导滞力 能消泄利下重邪	通阳 散结	治胸痹	【用量用法】 1. 内服　煎汤，5~10g，鲜品 30~60g；或入丸散，亦可煮 粥食 2. 外用　适量，捣敷；或捣汁涂 【使用注意】 1. 气虚者慎用 2. 胃弱纳呆、不耐蒜味者不 宜用
			行气 导滞	治大肠气滞 之里急后重	
木香*	辛散苦降 清香微寒	木香状若枯骨同 香利三焦助气行 温散诸痛腹中恙 生用煨用各相能	行气 止痛	胃、肠气滞之 胃胀、腹胀、 腹痛、泻痢后 重等	【用量用法】 1. 煎服　3~6g；入丸散，1.5~ 2g，吞服 2. 外用　适量 【使用注意】 1. 阴虚津液不足者慎服 2. 木香、广木香，生用行气止痛 3. 煨木香、炙木香、炒木香，麸 皮拌炒用以止泻
			疏理 肝胆	肝失疏泄致 脾失运化之 脘腹胀痛、胁 痛黄疸等	
香附*	辛甘微苦 芳香性平	香附疏肝可开郁 理气血行服之宜 调经止痛制用多 女科圣药是名之	疏肝 理气	肝气郁结胁 痛、脾胃气滞 胃胀	【用量用法】 1. 内服　煎汤，6~10g；或入 丸散 2. 外用　适量，研末撒，调敷 【使用注意】 气虚无滞者慎服；阴虚、血热 者禁服
			调经 止痛	治疗月经不 调、痛经等	
沉香*	辛苦温通 质重下行	沉香行气擅止痛 畅达和中势下行 降逆止呕痰气散 温肾纳气建补功	行气 止痛	寒凝气滞之 胸腹胀痛证	【用量用法】 1. 煎服　1~5g，后下 2. 研末　0.5~1g；或磨汁服 【使用注意】 阴亏火旺，气虚下陷者慎服
			降逆 止呕	胃寒呕吐，呃 逆	
			温肾 纳气	下元虚冷，肾 不纳气之气 逆喘息	

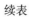

续表

药物	性味赋	功效诀	功效与主治		临床应用注意事项
川楝子*	苦寒有毒 导热下行	川楝又把金铃名 入肝行气擅止疼 杀蛔并疗小儿疳 须识此药小毒性	行气 止痛	胁肋胀痛、胃痛、少腹痛、睾丸痛属肝郁有热者	【用量用法】 1. 内服 煎汤,5~10g;或入丸散 2. 外用 适量,研末调涂
			杀虫 疗癣	应用于蛔虫引起之腹痛	【使用注意】 1. 脾胃虚寒者忌服 2. 不宜过量或持续服用 3. 行气止痛炒用,杀虫生用
青皮☆	辛温兼苦 峻烈下行	青皮源出橘未成 破滞消积化坚能 色青疏肝行结气 郁痰能解剽悍行	疏肝 破气	肝气郁结证	【用量用法】 内服 煎汤,3~10g;或入丸散
			消积 化滞	食积气滞证,气滞血瘀证	
乌药☆	辛温气雄 宣通疏散	乌药上品出天台 行气能止寒痛来 温肾散寒归下部 效已小溲两三再	行气 止痛	寒凝气滞所致的小腹、少腹凉痛,兼治胸胃诸痛证	【用量用法】 1. 内服 煎汤,6~10g;或入丸散 2. 外用 适量,研末调敷
			温肾 散寒	下元虚寒之尿频、遗尿（配山药、益智仁）	【使用注意】 1. 气虚及内热证患者禁服 2. 孕妇及体虚者慎服
荔枝核☆	辛温微苦 归肝肾经	日啖荔枝三百颗 又得此药荔枝核 理气止痛肝经入 祛寒止痛愈疝多	理气 止痛, 祛寒 散结	睾丸肿痛;妇女痛经,产后腹痛	【用量用法】 1. 内服 煎汤,5~10g;研末,1.5~3g;或入丸散 2. 外用 适量,研末调敷 【使用注意】 无寒湿滞气者勿服
佛手☆	辛散苦泄 清香不烈	佛手平和入肝经 疏肝解郁化气滞 理气和中治脾胃 调和肝脾化湿痰	疏肝 理气	肝郁气滞证（肝郁气滞,胸胁胀痛）	【用量用法】 1. 内服 煎汤,3~10g;或沸水泡饮,或入丸散 2. 疏肝理气常与柴胡、青皮、香附配伍;和中常与陈皮、砂仁、木香同用;化痰常与陈皮、瓜蒌、半夏同用 【使用注意】 本品辛温苦燥,能耗气伤阴,故气虚阴亏、阴虚火旺而无气滞者慎服
			和中	脾胃气滞证（脘腹胀痛,呕吐食少）	
			燥湿 化痰	湿痰咳嗽,痰多清稀,胸闷胀痛	
甘松☆	辛甘性温 行气开郁	甘松辛香入脾胃 思虑伤脾需开郁 行气可止气滞痛 醒脾外洗治脚气	行气 止痛	脘腹胀闷疼痛,牙痛	【用量用法】 1. 内服 煎汤,3~6g 2. 外用 适量,煎汤熏洗

药物	性味赋	功效诀	功效与主治		临床应用注意事项
			开郁醒脾	思虑伤脾、不思饮食,湿脚气	**【使用注意】** 本品辛香温燥,能耗气伤阴,故不宜超大量服用,气虚及阴伤有热者慎服
橘红△	辛散苦燥,温而升浮	橘红温燥胜陈皮 燥湿化痰寒痰消 理气宽中入脾肺 湿阻中焦辛散开	理气宽中	痰多胸闷	**【用量用法】** 内服 煎汤,3~10g
			燥湿化痰	食积呕恶,湿痰咳嗽	**【使用注意】** 本品温燥,能耗气伤阴,故阴虚燥咳及久咳气虚者忌服
枳壳△	苦泄辛散 微寒性平	枳壳本为幼酸橙 药用辛散行气滞 宽中除痞消痹结 久服耗气顾虑到	理气宽胸	胃肠气滞证,胸痹结胸	**【用量用法】** 内服 煎汤,3~10g
			消胀除痞	痰滞胸脘痞满	**【使用注意】** 本品辛散,大量、久服有耗气之虑
柿蒂△	苦降而平 不寒不热	柿蒂即为柿子萼 莫嫌无用可入药 入胃降气止呃逆 气虚下陷需慎用	降气止呃	呃逆证	**【用量用法】** 内服 煎汤,5~10g
					【使用注意】 本品苦降,故气虚下陷者慎服
青木香△	辛香行散 苦寒清泄	青木香自马兜铃 苦寒有毒需注意 肝胃气滞兼止痛 解毒消肿敛疮毒	行气止痛	胸胁脘腹疼痛,泻痢腹痛	**【用量用法】** 内服 煎汤,3~9g
					【使用注意】 1. 本品有小毒,多服易引起恶心呕吐;含马兜铃酸,对肾脏有损伤,故不宜过量或长期服用
			解毒消肿	疗疮肿毒,皮肤湿疮,毒蛇咬伤	2. 脾胃虚寒者慎服,肾功能不全者忌服
香橼△	辛香行散, 苦燥而降	香橼功效似佛手 胸胁气滞疏肝郁 燥湿化痰可入肺 理气和中胀痛消	疏肝解郁	肝郁胸胁胀痛	**【用量用法】** 内服 煎汤,3~10g
			理气和中	气滞脘腹胀痛	**【使用注意】** 本品辛温香燥,有耗气伤阴之虑,故阴虚、气虚者慎服
			燥湿化痰	痰饮咳嗽,胸膈不利	
玫瑰花△	苦泄温通 芳香疏理	玫瑰芳香众喜之 赠人愉悦解肝郁 活血调经有妙用 跌打伤痛亦可止	疏肝解郁	肝胃气痛	**【用量用法】** 内服 煎汤,3~6g
			活血止痛	月经不调、经前乳房胀痛,跌打伤痛	**【使用注意】** 本品性温,故阴虚火旺或内有实热者忌服

续表

药物	性味赋	功效诀	功效与主治		临床应用注意事项
梅花△	香散苦泄,性平不偏	梅花香自苦寒来辛散疏肝绿萼梅痰气交阻梅核气解郁和中兼化痰	疏肝解郁	肝胃气滞之胸胁胀痛	【用量用法】
			和中	脘腹痞满,嗳气纳呆	1. 内服　煎汤,3~5g;或入丸散
			化痰	梅核气	2. 外用　鲜品适量,捣烂敷贴

国家执业药师(中药学)考点精析:

小单元	细目	要点
一、用知总要	1. 性能主治	(1)理气药的性能功效 (2)理气药的适应范围
	2. 配伍与使用注意	(1)理气药的配伍方法 (2)理气药的使用注意
二、常用中药	1. 陈皮、枳实、木香、香附、沉香、川楝子、薤白	(1)各药的药性、性能特点 (2)各药的功效、主治病证 (3)各药的用法、使用注意 (4)沉香的用量 (5)与各单元功效相似药物的药性、功效及主治病证的异同 (6)陈皮、枳实、木香、香附的主要药理作用 (7)陈皮配半夏,枳实配白术,香附配高良姜,川楝子配延胡索,薤白配瓜蒌的意义
	2. 化橘红、青皮、佛手、乌药、荔枝核、甘松	(1)各药的药性 (2)各药的功效、主治病证 (3)各药的用法、使用注意 (4)与各单元功效相似药物的药性、功效及主治病证的异同
	3. 橘红、枳壳、柿蒂、青木香、香橼、玫瑰花、梅花	(1)各药的药性 (2)各药的功效 (3)各药的用法、使用注意 (4)青木香的用量 (5)与各单元功效相似药物的药性及功效的异同

一、用　知　总　要

1. 性能主治

(1)性能功效:本类药味多辛苦,气多芳香,性多偏温,主归脾、胃、肝、肺经,善于行散或泄降,主能理气调中、疏肝解郁、理气宽胸、行气止痛、破气散结,兼能消积、燥湿。

（2）适应范围：主要适用于脾胃气滞之脘腹胀痛、嗳气吞酸、恶心呕吐、腹泻或便秘、肝气郁滞、肺气壅滞等证。兼治食积脘胀、湿滞中焦等。

2. 配伍与使用注意

（1）配伍方法：脾胃气滞兼湿热之证，配清热利湿药；兼寒湿困脾者，配温中燥湿药；兼食积不化者，配消食药；兼脾胃虚弱者，配益气健脾药。肝气郁滞者，视病情酌加柔肝、养肝、活血止痛、健脾药。肺气壅滞因外邪袭肺者，配宣肺化痰止咳药；因痰热郁肺者，配清热化痰药。

（2）使用注意：本类药多辛香燥散，易耗气伤阴，故气虚、阴亏者慎用。

二、功效相似药组的异同

1. 青皮与陈皮功效主治之鉴别

（1）相同点：辛温行气，治疗脾胃气滞之脘腹胀满，食欲缺乏等。

（2）同中之异：

- 二者同为一物，因老幼不同而功效有异，陈皮为成熟之果皮，性和缓而主升浮；青皮为未成熟之果实，性峻急而沉降。
- 作用部位：青皮色青主入肝经，重在疏理肝气；陈皮色黄主入脾经，重在理气调中。
- 作用强度：青皮性猛行气力强（破气）；陈皮性缓行气力弱。

（3）不同点：

- 青皮又能消积，质重下行，治气滞血瘀之癥瘕及食积等。
- 陈皮质轻入走肺经，治疗痰湿咳嗽等。

2. 枳实与枳壳功效主治之鉴别

（1）相同点：二者皆为果实，因老幼不同而区分。

（2）同中之异：二者功效略同，但枳实力强，枳壳力缓。破气除痞、消积导滞多用枳实；理气宽中、消胀除满多用枳壳。

（3）不同点：枳壳主高，枳实主下；枳壳力缓，枳实力强。

3. 檀香、丁香与沉香功效主治之鉴别

（1）相同点：同能行气散寒止痛，治寒凝气滞之胸痛、胃痛、腹痛等，入汤剂宜后下。

（2）不同点：

- 丁香药用果实，檀香、沉香取木材。
- 檀香色白微黄，主入肺、脾二经，主行胸胃气滞，长于治气滞血瘀之胸痛、胃痛（配丹参、砂仁）。
- 沉香色黄而黑，主入脾、肾二经，质重下行，行气又降气。入脾经温中止呕，治虚寒呃逆、呕吐等；入肾经温肾纳气，治肾虚喘咳等。
- 丁香温中降逆，为治胃寒呕吐呃逆要药，畏郁金。

4. 香橼与佛手功效主治之鉴别

（1）相同点：二药皆用干燥果实入药，辛、苦、温，气味清香。功能疏肝和胃、理气化痰，主治肝胃气滞证，痰湿咳嗽等。

（2）同中之异：佛手清香之气尤胜，醒脾开胃、理气快膈之功效甚佳。

（3）不同点：
- 佛手疏肝和胃、理气优于香橼。
- 香橼化痰胜于佛手。

5. 柿蒂与刀豆功效主治之鉴别

（1）相同点：功擅降逆。

（2）同中之异：
- 柿蒂专入胃经，善降胃气而止呃逆，且其性平和，故凡胃气上逆之呃逆，不论寒热虚实，均可应用。
- 刀豆性温，降气止呕，多适用于中焦虚寒之呃逆证。

（3）不同点：刀豆又能温肾助阳，用治肾虚腰痛。

三、药 物 配 伍

1. 陈皮配半夏 陈皮辛、苦，温，功能理气健脾、燥湿化痰；半夏辛温，功能燥湿化痰。两药相合，燥湿化痰力强，凡痰湿滞中停肺均可择用。

2. 枳实配白术 枳实苦辛微寒，善破气除痞、化痰消积；白术苦甘而温，善补气健脾、燥湿利水。两药相合，既补气健脾，又行气消积祛湿，治脾虚气滞挟积挟湿有功。

3. 香附配高良姜 高良姜辛热，功善散寒止痛、温中止呕；香附辛平，功善疏肝理气止痛。两药相合，既温中散寒，又疏肝理气，且善止痛，治寒凝气滞、肝气犯胃之胃脘胀痛效佳。

4. 川楝子配延胡索 川楝子性寒，能理气止痛；延胡索性温，能活血行气止痛。两药相合，行气活血止痛力强，善治血瘀气滞诸痛。

5. 薤白配瓜蒌 薤白辛苦而温，善通阳散结、下气导滞；瓜蒌甘微苦寒，善清热化痰、宽胸散结，兼润肠通便。两药相合，既化痰散结，又宽胸通阳，故治痰浊闭阻、胸阳不振之胸痹证。

四、药 理 作 用

1. 陈皮 本品有抑制胃肠道平滑肌、促进胃液分泌、抗胃溃疡、保肝、利胆、祛痰、平喘、抗炎、抗菌、抗病毒、升高血压等作用。

2. 枳实 本品有调节胃肠蠕动、抗胃溃疡、抗炎、利胆、镇静、镇痛、抗过敏、升高血压、强心、增加心脑肾血流量、降低血管阻力、利尿及兴奋子宫等作用。

3. 木香 本品有调整胃肠运动、促进消化液分泌、抗消化性溃疡、促进胆囊收缩、松弛支气管平滑肌、镇痛、抗菌、降血压、抗血小板聚集等作用。

4. 香附 本品能抑制子宫、胃肠及支气管平滑肌，并有促进胆汁分泌、解热、镇痛、抗炎、降血压、强心及抑菌等作用。

第十六章

消 食 药

课前中医基础导入：

1. 消食药的概念 功能消化食积的药物,称为消食药,又称消导药或助消化药。

2. 饮食失宜的分类

（1）摄食行为乖戾,有失常度,如饥饱失常、饮食偏嗜等。

饮食不节之过饱:轻者,饮食积滞,症状为脘腹胀痛、嗳腐吞酸、呕吐泄泻。甚者,脾胃久伤,营养过剩,症状为消渴、肥胖、痔疮、心脉痹阻等。

（2）所食之物不洁或不当。

饮食不洁指进食不洁净的食物而导致疾病的发生,多以胃肠病为主。常表现为腹泻、痢疾、各种寄生虫病、食物中毒等。

本章药物导图：

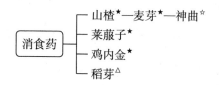

课堂中药分类讲授：

药物	性味赋	功效诀	功效与主治	临床应用注意事项
山楂★	酸甘微温 色红入血	山楂入方药多能 生品炒用须分明 生者行气散瘀善 炒用消磨化积称	行气 散瘀	产后恶露不尽、瘀阻腹痛及痛经,疝气坠痛,高血压、冠心病及高脂血症	**【用量用法】** 1. 内服 煎汤,9~12g;或入丸散 2. 外用 适量,煎水洗或捣敷

药物	性味赋	功效诀	功效与主治		临床应用注意事项
			消食化积	食滞不化所致的脘腹胀满、泻痢腹痛	【使用注意】 脾胃虚弱者慎服
麦芽★	味甘性平轻清升发	麦芽一品亦多功 焦香消食健胃灵 消胀可回妇人乳 疏肝解郁宜用生	消食健胃	食积不化,消化不良,脘闷腹胀等证	【用量用法】 内服 煎汤,10~15g,大剂量可用 30~120g;或入丸散
			回乳消胀	妇女断乳或乳汁郁结所致乳房胀痛	
			疏肝解郁	肝郁气滞或肝胃不和之胁痛、脘腹痛	
莱菔子★	味甘性平辛散耗气	莱菔结子成 消食除胀撑 功在气分用 降气化痰能	消食除胀	食积气滞、脘腹胀满、嗳腐吞酸、泻痢腹痛、里急后重	【用量用法】 1. 内服 煎汤,5~12g;或入丸散,宜炒用 2. 外用 适量,研末调敷
			降气化痰	咳嗽痰多,胸闷食少	
鸡内金★	味甘性平磨谷消积	鸡内金是化食丹 消积健脾妙不言 固精止遗收涩效 化石之能不一般	消食运脾	食积停滞证,小儿脾虚疳积	【用量用法】 1. 内服 煎汤,3~10g;研末,每次 1.5~3g;或入丸散 2. 外用 适量,研末调敷或生贴
			固精止遗	遗精遗尿	
			化结石	泌尿系统结石及肝胆结石	【使用注意】 脾虚无积者慎服
神曲☆	甘温理中辛香行散	神曲作为发酵品 入胃消食兼行气 味辛性温能发表 阴虚火旺不适宜	消食化积	食积不化,脘腹胀满,不思饮食及肠鸣泄泻	【用量用法】 1. 内服 煎汤,6~15g 2. 治疗饮食积滞,肠鸣腹泻,可单用,或与行气、消食药同用 3. 炒焦后又有止泻之功,治疗食积腹泻,可发挥消食、止泻双重作用,常与焦山楂、焦麦芽同用,即"焦三仙" 4. 本品含解表退热之品,尤宜于外感表证兼有食积者 5. 此外,凡丸剂中含有金石、贝壳类药物,难以消化吸收者,常用本品做糊丸以助消化

109

续表

笔记

药物	性味赋	功效诀	功效与主治		临床应用注意事项
					【使用注意】 本品性温,故胃阴虚、胃火盛者不宜用
稻芽△	味甘和中 性温不燥	稻芽甘平可生发 和中消食米面积 入脾补虚可开胃 生用炒用应分清	消食 和中	米面薯芋食积证	**【用量用法】** 1. 内服 煎汤,9~15g,大剂量30g;或入丸散 2. 生用长于和中;炒用偏于消食;炒焦消食力强
			健脾 开胃	脾虚食少	

国家执业药师(中药学)考点精析:

小单元	细目	要点
一、用知总要	1. 性能主治	(1)消食药的性能功效 (2)消食药的适应范围
	2. 配伍与使用注意	(1)消食药的配伍方法 (2)消食药的使用注意
二、常用中药	1. 山楂、麦芽、莱菔子、鸡内金	(1)各药的药性、性能特点 (2)各药的功效、主治病证 (3)各药的用法、使用注意 (4)麦芽的用量 (5)与各单元功效相似药物的药性、功效及主治病证的异同 (6)山楂、麦芽、莱菔子的主要药理作用 (7)莱菔子配紫苏子、芥子的意义
	2. 神曲	(1)药性、功效、主治病证、用法、使用注意 (2)与各单元功效相似药物的药性、功效及主治病证的异同
	3. 稻芽	(1)药性、功效、用法、使用注意 (2)与各单元功效相似药物的药性及功效的异同

一、用知总要

1. 性能主治

(1)性能功效:本类药味多甘,性多平,少数偏温,主归脾、胃经。功能消化食积、增进食欲。

(2)适应范围:主要适用于食积不化所致的脘腹胀满、嗳腐吞酸、恶心呕吐、大便失常及脾胃虚弱、消化不良等证。

2. 配伍与使用注意

(1)配伍方法:食积每见气滞,故常与行气药配伍同用;食积兼寒者,配温中散寒药；食积兼热者，配苦寒轻泻药；食积兼湿阻中焦者，配芳香化湿药；食积兼脾胃虚弱者，配补气健脾药。

（2）使用注意：部分消食药有耗气弊端，对气虚及无食积、痰滞者当慎用。

二、功效相似药组的异同

山楂、神曲与麦芽功效主治之鉴别

（1）相同点：三药炒焦入药合称"焦三仙"，同能消食导滞，治疗食积不化证。

（2）同中之异：

- 山楂善消肉食之积。
- 神曲善消酒积。
- 麦芽善消米面薯芋等淀粉性积滞。

（3）不同点：

- 山楂又能活血化瘀，治疗瘀血之产后腹痛、冠心病等。
- 麦芽兼能疏肝理气、回乳，治疗肝郁证、溢乳证等。
- 神曲兼止泻发表，食积兼腹泻或表邪者适宜。

三、药 物 配 伍

莱菔子配紫苏子、芥子 莱菔子性平，功能消食除胀、降气化痰；紫苏子性温，功能止咳平喘、降气消痰、润肠通便；芥子性温，功能温肺化痰、利气散结。三药相合，既温肺化痰，又降气止咳平喘，且消食除胀通便，治寒痰喘咳有效，兼食积便秘者尤佳。

四、药 理 作 用

1. 山楂 本品有助消化、降血脂、抗动脉粥样硬化、抗心绞痛、强心、降血压、抗心律失常、增加冠脉血流量、扩张血管、收缩子宫、抗菌、调节体液与细胞免疫功能、抗癌等作用。

2. 莱菔子 本品有助消化、镇咳、祛痰、抗菌、降血压及抗炎等作用。

3. 麦芽 本品有助消化、抑制催乳素分泌及降血糖作用。

第十七章

驱 虫 药

课前中医基础导入：

1. 驱虫药的概念　以驱除或杀灭人体寄生虫为主要作用，治疗虫证的药物，称为驱虫药。

2. 寄生虫概述　肠寄生虫，主要有蛔虫、钩虫、线虫、蛲虫等，患肠寄生虫病的患者，大都在粪便中可检查出虫卵（除钩虫由皮肤接触感染外）。

有的可能没有明显症状，有的可以出现绕脐腹痛，时作时止，形体消瘦，不思饮食，或多食易饿，或嗜食异物等症状；钩虫病还可能有面色萎黄、全身水肿等症状；蛲虫病主要出现肛门瘙痒的症状。

肠道蛔虫可无症状，或有轻度食欲缺乏，脐周或脐上轻度疼痛等症状。痛无定时，反复发作，持续时间不定，痛时喜按。个别孩子有异食癖：喜吃墙皮、土块、炉渣等。大量蛔虫会消耗营养，造成贫血、营养不良，严重者可影响到精神乃至智力。

本章药物导图：

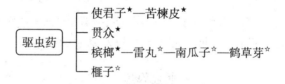

课堂中药分类讲授：

药物	性味赋	功效诀	功效与主治		临床应用注意事项
使君子*	甘温性缓 气香入脾	使君香甜归脾胃 善杀虫来亦驱蛔 小儿喜食消疳积 剂量使用尤注意	驱虫	气味香甜，杀虫兼驱虫，主杀蛔虫	**【用量用法】** 1. 内服　9~12g 2. 小儿每岁1粒半，一日总量不超过20粒，空腹连服2~3天，去壳取仁水煎或炒香嚼服
			消积	主治小儿疳积	

续表

药物	性味赋	功效诀	功效与主治		临床应用注意事项
					【使用注意】 大量服用或与热茶同用,能引起呃逆、眩晕、呕吐、腹泻等反应,用当注意
苦楝皮★	苦寒有毒 杀虫力强	苦楝本是川楝皮 杀虫有力亦疗癣 多种虫儿皆能除 有毒之品须慎服	杀虫	善驱蛔虫,用于蛔虫、蛲虫、钩虫等	【用量用法】 1. 内服 3~6g,鲜品可用15~30g,以鲜者效果为佳 2. 外用 适量
			疗癣	治疗疥癣湿疮	【使用注意】 本品有毒,不宜持续和过量服用
槟榔★	辛温宣散 质重苦泄	槟榔杀虫兼泻下 绦虫姜片虫难逃 味辛能行除里急 亦能行水消肿疾	杀虫	杀虫兼泻下,主杀绦虫,亦杀姜片虫及其他肠道寄生虫病	【用量用法】 1. 内服 3~15g 2. 若单用于绦虫症,可用30~60g
			行气消积	治疗食积气滞,腹胀便秘或痢疾里急后重	【使用注意】 脾虚便溏者不宜服用
			行水	水肿,脚气肿痛	
贯众★	苦涩性寒 小毒杀虫	贯众灭杀寄生虫 生用驱虫解热毒 苦寒有毒用量小 凉血止血宜炒炭	杀虫	多种肠道寄生虫病,如绦虫病、蛲虫病、钩虫病等	【用量用法】 1. 煎服 5~10g 2. 驱虫及清热解毒宜生用,止血宜炒炭用
			清热解毒	风热感冒,温毒发斑,疮疡肿毒等	【使用注意】 1. 本品苦寒有小毒,用量不宜过大
			凉血止血	血热妄行所致衄血、吐血、便血、崩漏等	2. 孕妇及脾胃虚寒者慎用
雷丸☆	苦寒泄降 驱虫专用	雷丸本是真菌核 杀虫消积止腹痛 加热煎服失疗效 灭杀绦虫效最佳	杀虫消积	绦虫病,钩虫病,蛔虫病	【用量用法】 1. 15~21g,不宜入煎剂 2. 研粉 5~7g,温开水调服,一日3次,连服3日 【使用注意】 1. 不入煎剂。因本品含蛋白酶,加热60℃左右易于破坏而失效 2. 脾胃虚寒者慎服
南瓜子☆	甘平油润 主杀绦虫	食完南瓜剩下子 药用驱虫杀绦虫 此子油润可通便 药性平缓剂量大	驱虫	绦虫病	【用量用法】 1. 研粉 60~120g,冷开水调服 2. 本品杀虫而不伤正气,

续表

药物	性味赋	功效诀	功效与主治		临床应用注意事项
					善杀绦虫,但对虫体头部作用较弱,常与槟榔相须为用;亦可用于治血吸虫病,但须较大剂量,长期服用
鹤草芽☆	苦凉泄降善杀绦虫	鹤草芽自仙鹤草苦凉泄降入肝肠冬芽驱虫兼泻下绦虫要药就是它	驱虫	绦虫病	【用量用法】研粉吞服:30~45g/d,小儿0.7~0.8g/(kg·d)【使用注意】部分患者服药后有轻度恶心呕吐反应
榧子☆	甘香质润性平不偏	榧子甘香杀虫积寄生虫灭腹痛止肠燥便秘可通便肺燥咳嗽润肺咳	杀虫消积	多种肠道寄生虫病	【用量用法】1. 内服　煎汤,9~15g2. 因其有效成分不溶于水,故驱虫宜炒熟嚼服,一次用15g【使用注意】本品甘润滑肠,故不宜过量,肺热痰咳者忌服
			润肠通便	肠燥便秘	
			润肺止咳	肺燥咳嗽	

国家执业药师(中药学)考点精析:

小单元	细目	要点
一、用知总要	1. 性能主治	(1)驱虫药的性能功效(2)驱虫药的适应范围
	2. 配伍与使用注意	(1)驱虫药的配伍方法(2)驱虫药的使用注意
二、常用中药	1. 使君子、苦楝皮、槟榔、贯众	(1)各药的药性、性能特点(2)各药的功效、主治病证(3)各药的用法、使用注意(4)使君子、贯众、槟榔的用量(5)与各单元功效相似药物的药性、功效及主治病证的异同
	2. 雷丸、南瓜子、鹤草芽、榧子	(1)各药的药性(2)各药的功效(3)各药的用量用法、使用注意(4)与各单元功效相似药物的药性及功效的异同

一、用 知 总 要

1. 性能主治

（1）性能功效：本类药味多苦，多入脾、胃或大肠经，对人体肠道寄生虫有毒杀作用，功善驱虫或杀虫。

（2）适应范围：主要适用于肠道寄生虫病，如蛔虫病、蛲虫病、钩虫病、绦虫病等。

2. 配伍与使用注意

（1）配伍方法：虫病兼积滞者，配消积导滞药；便秘者，配泻下药；脾胃虚弱、运化失常者，配健运脾胃药；体虚者，宜补虚与驱虫兼施，或先补虚后驱虫。

（2）使用注意：①一般应在空腹时服，以使药物充分作用于虫体，而保证疗效；②部分药物有毒，应用时应注意剂量，以免中毒；③在发热或腹痛较剧时，宜先清热或止痛，待缓解后再使用驱虫药；④孕妇及老弱患者应慎用。

二、功效相似药组的异同

1. 使君子、苦楝皮和鹤虱功效主治之鉴别

（1）相同点：为驱蛔虫、蛲虫要药。

（2）同中之异：

- 使君子驱虫力较强，单用即有效，其味甘气香、性平质润，能助运扶脾、消积通肠，尤宜于小儿，可用治疳积形瘦、腹痛有虫等症，一般可不再配伍泻药。
- 苦楝皮杀虫之力较使君子强而可靠，对钩虫也有较强的驱杀作用。
- 鹤虱杀虫又可消积，多用治虫积腹痛。

（3）不同点：苦楝皮又能清热燥湿以外治疥癣疮癞。

2. 槟榔、雷丸、南瓜子和鹤草芽功效主治之鉴别

（1）相同点：均善治绦虫病。

（2）同中之异：

- 槟榔作用广泛，是治疗肠道寄生虫病的广谱驱虫药，以治绦虫病疗效最佳。
- 南瓜子甘平无毒，对绦虫病有显著疗效，常与槟榔相须为用，并对血吸虫、蛔虫、蛲虫病等亦有治疗效果。
- 鹤草芽疗效肯定且毒副作用小，并能泻下，有利于虫体排出，是治疗绦虫病的主要药物之一。
- 雷丸尚用治多种肠道内寄生虫病，并能治脑囊虫，但其入煎剂则失效，只宜作丸散。

（3）不同点：槟榔又能行气利水、截疟，可用治虫积腹痛、食积泻痢、疟疾、水肿、脚气等多种病症。

三、药 物 配 伍

1. 使君子配槟榔、胡黄连　使君子甘温，既能驱虫，又能健脾消疳；槟榔苦辛温，驱虫谱广，对多种肠道寄生虫都有驱杀作用，并以泻下驱除虫体为其优点，同时兼具消积导滞之功；胡黄连苦寒，清湿热、除疳热。三药相伍，共奏驱虫消积、清湿热、除疳热之功，可用治湿热虫积、饮食不节而致疳积者。方如芦荟肥儿丸。

2. 苦楝皮配使君子、槟榔　苦楝皮苦寒有毒，入脾、胃经，有较强的杀虫作用，为广谱驱虫药，可治蛔虫、蛲虫、钩虫等多种肠道寄生虫病；使君子主脾、胃经，有良好的驱虫作用，善驱蛔虫与蛲虫，又质润多脂，有润肠之效，故为驱虫之要药；槟榔驱虫谱广，对绦虫、蛔虫、蛲虫、钩虫、姜片虫等肠道寄生虫都有驱杀作用，用治绦虫病疗效最佳，并可促虫体泻下排出。三药配伍，驱虫之力大为增加，适用于多种肠道寄生虫病。方如化虫丸。

3. 苦楝皮配石榴皮　苦楝皮杀虫作用强大，为广谱驱虫药，可治蛔虫、蛲虫、钩虫等多种肠道寄生虫病；石榴皮苦涩温，入大肠经，亦有杀虫之效。两药相伍，杀虫之功益增，可用治虫积腹痛；两药同煎，可用治钩虫病。方如楝榴二皮饮。

4. 槟榔配鹤虱　槟榔驱虫谱广，对绦虫、蛔虫、蛲虫、钩虫、姜片虫均有驱杀作用；味苦、辛，性平，有小毒，多用于虫积腹痛。二者相须，可用治肠道寄生虫病。方如化虫丸。

5. 槟榔配木香、大黄　槟榔善行胃肠之气，消积导滞，兼能缓泻通便；木香长于行胃、肠气滞兼能健脾和胃；大黄功长泻下攻积导滞。三药相伍，共奏行气消积、导滞通便之功，用治食积气滞之腹胀便秘及泻痢腹痛等症。方如木香槟榔丸。

6. 槟榔配商陆　槟榔既能利水，又能行气以助水运；商陆苦寒有毒，通利二便而排水，两药合用，利水之功益增，可用治水肿实证、二便不利。方如疏凿饮子。

四、药理作用

1. 苦楝皮　本品煎剂或醇提取物均对猪蛔虫有抑制以至麻痹作用。其川楝素能透过虫体表皮，直接作用于蛔虫肌肉，扰乱其能量代谢，导致收缩性疲劳而痉挛。本品对小鼠蛲虫有麻痹作用，并能抗血吸虫。川楝素对肉毒杆菌食物中毒动物有治疗作用，使兔肠肌肌张力及收缩力增加，抑制大鼠呼吸等。

2. 槟榔　槟榔能使绦虫虫体弛缓性麻痹，触之则虫体伸长而不易断，故能把全虫驱出；槟榔对蛲虫、蛔虫、钩虫、华支睾吸虫、血吸虫均有麻痹作用或驱杀作用；对皮肤真菌、流感病毒、幽门螺杆菌均有抑制作用；槟榔碱有拟胆碱作用，兴奋胆碱受体，促进唾液、汗腺分泌，增加肠蠕动，减慢心率，降低血压，滴眼可使瞳孔缩小。

3. 鹤草芽　鹤草芽主要作用于绦虫头节，对颈节、体节亦有作用，能抑制虫体的糖原分解，对虫体细胞代谢及代谢产物琥珀酸的生成均有显著的抑制作用；鹤草酚有促进动物体内血吸虫转移，虫体萎缩、退化，甚至杀死成虫的作用；对蛔虫有持久的兴奋作用，对阴道滴虫、血吸虫、疟原虫、囊虫等，亦有抑杀作用。

4. 使君子 10%使君子水浸膏可使蚯蚓麻痹或死亡；使君子仁提取物有较强的麻痹猪蛔虫头部的作用，麻痹前可见刺激现象，其有效成分为使君子氨酸钾；其所含吡啶类及油对人、动物均有明显的驱蛔效果；其粉有驱蛲虫作用。

第十八章

止血药

课前中医基础导入：

1. 止血药的概念　凡以制止体内外出血为主要作用,用于治疗出血证的药物,称为止血药。

2. 血的基本概念　血,即血液,是循行于脉中的富有营养的红色液态物质,是构成人体和维持人体生命活动的基本物质之一。

3. 血的生成

(1)化生之源:水谷精微和肾精。

(2)血液生成与脏腑的关系

1)脾胃:脾胃运化的水谷精微所化生的营气和津液是血液生成的物质基础。

2)心肺:营气和津液由脾上输于心肺,与肺吸入的清气结合,贯注心脉,在心气的作用下化赤而为血。

3)肾:肾藏精,精生髓,精髓化生为血,肾精化生元气,促进脾胃运化,有助于血液化生。

4. 血的运行

心主血脉——心气推动血液在脉中运行。

肺朝百脉——肺气宣发肃降,调节气机。

肝主疏泄——调节血量,维持血液循环及流量的平衡。

肝藏血——防止血溢脉外。

脾主统血——控制血在脉中运行,防止血溢脉外。

5. 出血的病机

心不主血
肺朝百脉不利
肝不藏血、脾失统血
脉道的通利与否 　} 直接影响血液运行的或迟或速

↓

出血

本章药物导图:

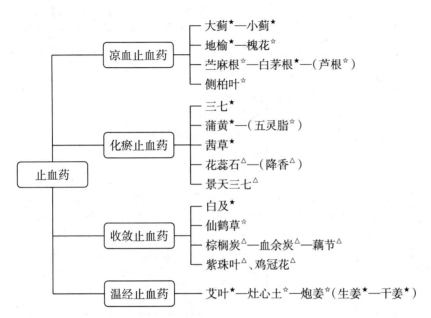

止血药
- 凉血止血药
  - 大蓟★—小蓟★
  - 地榆★—槐花☆
  - 苎麻根☆—白茅根★—（芦根☆）
  - 侧柏叶☆
- 化瘀止血药
  - 三七★
  - 蒲黄★—（五灵脂☆）
  - 茜草★
  - 花蕊石△—（降香△）
  - 景天三七△
- 收敛止血药
  - 白及★
  - 仙鹤草☆
  - 棕榈炭△—血余炭△—藕节△
  - 紫珠叶△、鸡冠花△
- 温经止血药　艾叶★—灶心土☆—炮姜☆（生姜★—干姜★）

注:芦根详见第九章清热药;五灵脂、降香详见第十九章活血化瘀药;生姜详见第八章解表药;干姜详见第十四章温里药。

课堂中药分类讲授:

第一节　凉血止血药

药物	性味赋	功效诀	功效与主治		临床应用注意事项
大蓟★	甘苦性凉 多刺散瘀	大蓟凉血止血行 效愈血热妄行功 解毒消痈外敷善 功与小蓟异中同	凉血 止血	血热妄行的 多种出血证	【用量用法】 1. 内服　煎汤,9~15g;鲜品可用 30~60g 2. 外用　适量,捣敷 3. 用于止血宜炒炭用 【使用注意】 脾胃虚寒而无瘀滞者忌服
			解毒 消痈	热毒痈肿 （多外用）	
小蓟★	甘苦性凉 矮小力弱	小蓟凉血可消瘀 无毒止血妄行疾 解毒消痈通淋浊 疮疖外敷此药宜	凉血 止血	血热妄行的 多种出血证	【用量用法】 1. 内服　煎汤,5~12g;鲜品可用 30~60g;或捣汁 2. 外用　适量,捣敷 【使用注意】 脾胃虚寒而无瘀滞者忌服
			解毒 消痈	热毒疮痈	

药物	性味赋	功效诀	功效与主治		临床应用注意事项
地榆★	苦酸微寒 清降收敛	凉血止血地榆根 下焦湿热聚魄门 解毒能敛疮痈溃 酸苦之品入营阴	凉血止血	下焦热盛所致的便血、痔血、血痢、崩漏等	【用量用法】 1. 内服 煎汤，9~15g；鲜品30~120g；或入丸散；亦可绞汁内服 2. 外用 适量，煎水或捣汁外涂；也可研末或捣烂外敷 【使用注意】 虚寒者忌服
			解毒敛疮	烫伤、湿疹及皮肤溃烂	
白茅根★	寒凉味甘 鲜品为佳	白茅根解热淋伤 凉血止血不寻常 清热利尿湿热证 肺胃之热俱能扬	凉血止血	血热妄行的尿血及吐血、衄血	【用量用法】 1. 内服 煎汤，9~30g，鲜品30~60g；或捣汁 2. 外用 适量，鲜品捣汁涂 【使用注意】 脾胃虚寒，溲多不渴者忌服
			清热利尿	热淋涩痛，水肿及湿热黄疸	
			清肺胃热	热病烦渴，胃热呕哕，肺热咳嗽	
侧柏叶☆	苦涩微寒 得阴最厚	侧柏树叶可凌冬 凉血止血自古名 祛痰止咳肺中热 须发早白赖之生	凉血止血	各种内外出血证，善治咳血，亦治吐血、便血等	【用量用法】 1. 内服 煎汤，6~12g；或入丸散 2. 外用 适量，煎水洗，捣敷或研末调敷 【使用注意】 1. 侧柏叶生用，长于凉血而治血热妄行；炒炭则能止血 2. 在止血方剂中，无论寒热吐血，都可佐用侧柏叶
			祛痰止咳	肺热咳嗽，痰稠难咯	
			生发	血热脱发及须发早白	
苎麻根☆	味甘性寒 安胎食疗	益阴凉血苎麻根 妇科止血效多闻 清热可安胎不定 热毒痈肿能解尽	凉血止血	血热出血证，长于治妇科出血	【用量用法】 1. 内服 煎汤，5~30g；或捣汁 2. 外用 适量，鲜品捣敷；或煎汤熏洗 【使用注意】 无实热者慎服
			清热安胎	胎热不安，胎漏下血，治疗习惯性流产	
			解毒	热毒痈肿	
槐花☆	味苦微寒 纯阴沉降	五月槐花遍地香 凉血能止痔生肠 清肝泻火头晕胀 药食两效用之长	凉血止血	便血、痔疮下血等血热出血证	【用量用法】 1. 内服 煎汤，5~10g；或入丸散 2. 外用 适量，煎水熏洗；或研末撒 【使用注意】 脾胃虚寒者慎服
			清泻肝火	肝热目赤，头晕，头胀痛	

第二节 化瘀止血药

笔记

药物	性味赋	功效诀	功效与主治		临床应用注意事项
三七*	甘温微苦 伤科要药	铜皮铁骨硬三七 化瘀止血是良医 消肿定痛实在妙 时珍纲目药称奇	化瘀止血	体内外各种出血证	【用量用法】 1. 内服 煎汤，3~9g；研末吞服，1次1~3g。 2. 外用 适量 【使用注意】 孕妇慎用。阴虚血热之出血不宜单用
			消肿定痛	跌打损伤，瘀肿疼痛	
蒲黄*	生于水际 甘平微辛	蒲黄生品化瘀功 炒用止血可堪能 利水通淋止涩痛 入药包煎要记清	化瘀止血	各种内外出血证。瘀血所致心腹疼痛、产后腹痛及痛经等证	【用量用法】 1. 内服 煎汤，5~10g，须包煎；或入丸散 2. 外用 适量，研末撒或调敷 【使用注意】 1. 生用性滑，行血消肿 2. 炒黑性涩，功专止血 3. 入汤剂包煎 4. 可收缩子宫，孕妇忌用
			利尿通淋	血淋涩痛	
茜草*	苦寒降泄 专入血分	凉血止血茜草根 活血通经宜妇人 生品凉血行瘀效 止血炒炭效更真	凉血止血	血热挟瘀的吐血、衄血及崩漏等出血证	【用量用法】 内服 煎汤，6~10g；或入丸散；或浸酒 【使用注意】 1. 止血宜炒炭用；活血宜生用或炒用 2. 脾胃虚寒及无瘀滞者慎服
			活血通经	血滞闭经，跌打损伤及风湿痹痛等	
景天三七△	苦泄行散，甘能解毒	景天三七性平缓 甘能解毒入心肝 跌打损伤化瘀血 解毒又可安心神	化瘀止血	吐血，咳血，衄血，紫癜，崩漏，外伤出血	【用量用法】 内服 煎汤，30~60g；鲜品，60~90g；捣汁内服
			安神	心悸失眠，烦躁不安	
花蕊石△	酸涩性平 专入血分	花蕊石是酸涩品 化瘀止血药专臣 吐衄咯血俱相宜 跌打瘀肿亦堪尊	化瘀止血	吐血、咯血等出血兼瘀滞者，外伤出血	【用量用法】 1. 内服 煎汤，4.5~9g；研末服，每次1~1.5g 2. 外用 适量，研末撒敷 【使用注意】 1. 打碎先煎 2. 凡无瘀滞者及孕妇忌服

第三节 收敛止血药

药物	性味赋	功效诀	功效与主治		临床应用注意事项
白及★	味涩质黏 填虚塞孔	白及收敛止血强 咯血吐血与外伤 体滑质腻收涩品 消肿生肌愈疮疡	收敛 止血	咯血、吐血 及外伤出血	【用量用法】 1. 内服　煎汤，6~15g；研末，每次 3~6g 2. 外用　适量，研末撒或调涂 【使用注意】 1. 外感及内热壅盛者禁服 2. 反乌头
			消肿 生肌	疮痈肿毒， 手足皲裂及 肛裂	
仙鹤草☆	苦涩性平 主入心肝	仙鹤草药不寻常 补虚疗羸功效强 寒热虚实诸证宜 杀虫祛湿止痢痒	收敛 止血	广泛用于各 种出血证	【用量用法】 1. 内服　煎汤，6~12g，大剂量可用 30g；或入散剂 2. 外用　捣敷；或熬膏涂敷 【使用注意】 1. 苦涩性平，作用广泛，可用于身体各部分出血病证，且无论寒、热、虚、实者均可应用 2. 可单独服用，也可配合其他止血药同用，常与墨旱莲相须为用
			补虚 强壮	脱力劳伤， 神疲乏力， 面色萎黄	
			止痢	腹泻，痢疾	
			杀虫	滴虫性阴道 炎及阴部湿 痒等	
棕榈炭△	苦涩性平 收涩性强	棕榈生品不堪用 煅炭易性药方成 收敛止血此效佳 须记无瘀宜堪行	收敛 止血	妇科出血而 无瘀滞证	【用量用法】 1. 内服　煎汤，3~9g；研末服 3~6g 2. 外用　适量 【使用注意】 出血兼有瘀滞、湿热下痢初起及带下有邪热者慎用
血余炭△	发性条达 力柔益阴	血余三千烦恼丝 净制煅炭成药时 收敛止血瘀不留 补阴能利小便迟	收敛 止血， 散瘀	止血而不留 瘀	【用量用法】 1. 内服　煎汤，5~10g；研末每次 1.5~3g 2. 外用　适量，研末撒或调敷
			利尿	阴虚小便不 利	
藕节△	有节能制 有孔善通	通心莲藕此处节 性平消瘀可止血 效因此物收涩性 为炭药效更相协	收敛 止血	止血不留瘀	【用量用法】 内服　煎汤，9~15g；生用捣汁，可用至 60g 【使用注意】 忌铁器
紫珠叶△	苦凉清泄 味涩收敛	凉血止血紫珠叶 血热吐衄兼崩漏 热毒疮痈消痈肿 外用内服皆适宜	收敛 凉血 止血	衄血，咳血， 吐血，便血， 崩漏，外伤 出血	【用量用法】 1. 内服　煎汤，3~15g；研末吞服，1.5~3g 2. 外用　适量，敷患处

续表

药物	性味赋	功效诀	功效与主治		临床应用注意事项
			散瘀解毒消痈	热毒疮疡，水火烫伤	
鸡冠花△	涩凉收敛 味甘能缓	鸡冠花开似鸡冠 带下泻痢俱收敛 下焦出血多为用 涩凉收敛三止强	收敛止血	吐血，崩漏，便血，痔血	【用量用法】 内服　煎汤，6~12g 【使用注意】 收涩力强，出血兼瘀者慎用
			止带	带下	
			止痢	久痢	

第四节　温经止血药

药物	性味赋	功效诀	功效与主治		临床应用注意事项
艾叶★	苦燥辛散 芳香温热	艾叶止血可温经 止漏安胎芳化能 散寒调经通奇脉 燥湿止痒可杀虫	温经止血	崩漏等虚寒性出血证	【用量用法】 1. 内服　煎汤，3~9g；或入丸散；或捣汁 2. 外用　适量，捣绒作炷或制成艾条熏灸；或捣敷；或煎水熏洗；或炒热温熨 【使用注意】 阴虚血热者及宿有失血病者慎用
			散寒调经	下焦虚寒之腹中冷痛、月经不调、痛经、带下及宫冷不孕等	
			止漏安胎	胎漏下血，胎动不安	
			燥湿止痒	皮肤湿疹瘙痒	
炮姜☆	苦辛温散 微涩兼收	温经止血用炮姜 虚寒出血要药强 温中止痛要牢记 分辨生干与炮姜	温经止血	脾阳虚、脾不统血所致吐血、便血、崩漏等虚寒性出血证	【用量用法】 1. 内服　煎汤，3~10g；或研末服 2. 本品既能止血，又可温脾助其统血，可单味研末，或与温阳益气药或其他止血药同用。治下焦虚寒性便血、崩漏等证常与艾叶相须为用 3. 本品为干姜炮制品，有类似于干姜之温中作用，适宜于中焦受寒，或脾胃虚寒证。治寒凝脘腹痛常与高良姜同用；治中焦虚寒腹泻可与温中止泻之品同用 【使用注意】 本品辛热温燥，故孕妇慎用，阴虚有热之出血者禁用
			温中止痛	虚寒腹痛，腹泻	

123

续表

药物	性味赋	功效诀	功效与主治		临床应用注意事项
灶心土☆	味辛温中止吐止泻	灶心黄土伏龙肝温中止血疗虚寒妊娠恶阻呕能止脾虚久泻此药安	温中止血	吐血、便血等虚寒性出血证	**【用量用法】**内服　煎汤，15~30g，布包先煎；或用60~120g，煎汤代水
			温中止呕	胃寒呕吐及妊娠恶阻	
			温中止泻	脾虚久泻	

国家执业药师(中药学)考点精析：

小单元	细目	要点
一、用知总要	1. 性能主治	(1)止血药的性能功效 (2)止血药的适应范围
	2. 分类	止血药的分类及各类的性能特点
	3. 配伍与使用注意	(1)止血药的配伍方法 (2)止血药的使用注意
二、常用中药	1. 大蓟、小蓟、地榆、白茅根、白及、三七、茜草、蒲黄、艾叶	(1)各药的药性、性能特点 (2)各药的功效、主治病证 (3)各药的用法、使用注意 (4)与各单元功效相似药物的药性、功效及主治病证的异同 (5)三七、蒲黄的主要药理作用 (6)蒲黄配五灵脂，白及配海螵蛸，艾叶配阿胶的意义
	2. 槐花、侧柏叶、苎麻根、仙鹤草、炮姜	(1)各药的药性 (2)各药的功效、主治病证 (3)各药的用法、使用注意 (4)与各单元功效相似药物的药性、功效及主治病证的异同
	3. 棕榈炭、紫珠叶、藕节、景天三七、血余炭、鸡冠花	(1)各药的药性 (2)各药的功效 (3)各药的用法、使用注意 (4)与各单元功效相似药物的药性及功效的异同

一、用知总要

1. 性能主治

（1）性能功效：本类药虽性味各异，但均能止血，并分别兼有清热凉血、化瘀、收涩及散寒温经等功效。

（2）适应范围：主要适用于咯血、咳血、吐血、衄血、便血、尿血、崩漏、紫癜及创伤出血等，兼治血热、血瘀、疮肿及胃寒等证。

2. 止血药的分类及各类的性能特点

（1）凉血止血药：味或苦或甘而性寒凉，均能清血分之热而止血，主治血热妄行之出血证，过量滥用有留瘀之害。

（2）化瘀止血药：性味虽各异，但却均能消散瘀血而止血，主治瘀血内阻、血不循经之出血证，有止血不留瘀之长，为治出血之佳品。

（3）收敛止血药：味多涩，或质黏，或为炭类，性多平，或凉而不甚寒，虽善收涩止血，主治各种出血而无瘀滞之证，但有留瘀恋邪之弊，若有瘀血或邪实者慎用。

（4）温经止血药：性温热，善温脾阳、固冲脉而统摄血液而止血，主治脾不统血、冲脉失固之虚寒性出血。

3. 配伍与使用注意

（1）配伍方法：血热妄行者，配清热凉血药；阴虚阳亢者，配滋阴潜阳药；瘀血阻滞而出血不止者，配活血行气药；虚寒性出血者，应根据病情与温阳、益气、健脾等药同用。

（2）使用注意：①出血过多而致气虚欲脱者，如单用止血药则缓不济急，应急予大补元气之药，以益气固脱。②在使用凉血止血药和收敛止血药时，必须注意有无瘀血，若有瘀血未尽，应酌加活血化瘀药，不能单纯止血，以免留瘀。

二、功效相似药组的异同

1. 大蓟与小蓟功效主治之鉴别

（1）相同点：二蓟均能凉血止血、解毒消痈，适用于血热所致的多种出血证及热毒疮痈。

（2）同中之异：大蓟凉血止血、散瘀消痈力均较小蓟强，多用治吐血、咯血、崩漏及热毒痈肿。

（3）不同点：

• 大蓟兼能散瘀，尤宜于血热兼有瘀滞的出血证。

• 小蓟又可利尿，长于治疗尿血、血淋。

2. 地榆与槐花功效主治之鉴别

（1）相同点：二药均能凉血止血，相须为用。治疗血热妄行的多种出血证，尤长于治下焦血热所致的便血、痔血。

（2）同中之异：地榆善清下焦血分之热，且兼收敛之性，止血之力较强，又善治妇女血热崩漏、月经过多。

（3）不同点：

- 地榆味酸，兼能收敛止血，又能解毒敛疮，可治水火烫伤、湿疹及疮疡痈肿等，为治烫伤之要药。
- 槐花又能清肝泄热，治疗肝火上炎之头痛目赤及高血压等。

3. 白茅根与芦根功效主治之鉴别

（1）相同点：二药均属甘寒之品，均能清泄肺胃壅热、生津止渴，常相须为用。治疗热病烦渴、胃热呕逆及肺热咳嗽等。

（2）不同点：

- 芦根偏行气分，长于清热泻火，并能清肺热而祛痰排脓，主治肺痈。
- 白茅根入气分又入血分，长于清热凉血止血，主治血热出血证，多用于血尿。

4. 白茅根与苎麻根功效主治之鉴别

（1）相同点：均甘寒清利，善于凉血止血、清热利尿，治疗血热出血及淋证。

（2）同中之异：

- 白茅根善清膀胱之热而利尿力强，可治水肿及湿热黄疸。
- 苎麻根虽利尿作用较弱，但善于安胎、解毒，治胎动不安、胎漏下血及疮痈蛇伤。

（3）不同点：白茅根还善清肺胃之热而生津、止咳、止呕，治热病烦渴、肺热咳嗽、胃热呕哕。

5. 生姜、干姜与炮姜功效主治之鉴别

- 生姜辛温，发表散寒、温中止呕、温肺化饮、解毒，走而不守。
- 干姜辛热，温中散寒、温肺化饮、回阳救逆，能走能守。
- 炮姜苦涩温，温经止血，守而不走。

6. 艾叶、炮姜与灶心土功效主治之鉴别

（1）相同点：均有温经止血之功，适用于虚寒性出血证。

（2）同中之异：

- 艾叶长于治疗崩漏下血。
- 炮姜味苦涩，主入肝脾，善温脾阳、散中寒，主治脾不统血之虚寒性出血。
- 灶心土入脾胃，功善温中收摄脾气而止血，治脾虚不能统血之吐血、便血、崩漏，尤以吐血、便血为佳。

（3）不同点：

- 艾叶又能散寒湿、理气血、暖子宫，对于经寒不调、腹中冷痛、宫冷不孕等证也为常用之品；且能祛痰止咳平喘，可治寒性咳喘痰多；外用作艾灸原料，可透经络、暖气血。
- 炮姜又能温中止痛、止泻，以治中焦虚寒之腹痛、腹泻。
- 灶心土又善温中止呕、温脾涩肠止泻，治虚寒呕吐、反胃、妊娠恶阻及脾气虚寒久泻等证。

7. 五灵脂与蒲黄功效主治之鉴别

（1）相同点：化瘀止血，治疗瘀血腹痛、产后腹痛等，以及各种出血，善治瘀阻经脉之出血，均需包煎。

（2）同中之异：化瘀以五灵脂为优；止血以蒲黄见长。

（3）不同点：

- 五灵脂又能解毒，治疗毒蛇咬伤等，不可与人参共服。
- 蒲黄又能利尿通淋，治疗小便不利、血淋等。

8. 降香与花蕊石功效主治之鉴别

（1）相同点：均能化瘀止血，治疗瘀滞、内外伤诸出血证。

（2）同中之异：

- 降香性温沉降，善治跌打损伤出血，以及内伤吐血、咯血属于血瘀或气火上逆者。
- 花蕊石性平酸涩收敛，止血力较强，出血兼瘀滞者多用。

（3）不同点：降香又长于理气止痛，治血瘀气滞之胸胁心腹疼痛、跌打瘀肿及冠心病心绞痛。

9. 血余炭与棕榈炭功效主治之鉴别

（1）相同点：二药均属炭类药物，均能收敛止血，治疗多种出血证，常相须为用。

（2）不同点：

- 棕榈炭收敛性强，以治出血而无瘀滞者为宜，临床多用于妇科崩漏下血。
- 血余炭则兼能化瘀，有止血而不留瘀的特点，对出血兼有瘀滞者为宜。

10. 血余炭与藕节功效主治之鉴别

（1）相同点：均性平，既能收敛止血，又可化瘀，对出血之证，有无瘀血均宜。

（2）同中之异：

- 血余炭兼能利尿，治尿血、血淋尤宜，亦治小便不通。
- 藕节药力较弱，多作辅助药用，鲜用性凉，血热出血可用。

（3）不同点：

- 血余炭外用还可敛疮生肌。
- 藕节炒炭性平，出血证寒热皆可。

三、药物配伍

1. 白及配海螵蛸 白及微寒黏涩，功能收敛止血、生肌；海螵蛸微温燥涩，功能收敛止血、制酸止痛、敛疮。两药相合，不但止血力强，且能促进溃疡愈合，治胃、十二指肠溃疡之吐血、便血效佳。

2. 蒲黄配五灵脂 蒲黄性平，生用活血化瘀而止血，炒用收涩止血略兼化瘀；五灵脂性温，生用活血止痛，炒用功偏化瘀止血。两药相合，无论生用、炒用均能活血止痛、化瘀止血，善治血瘀胸胁心腹诸痛及血瘀出血。

3. 艾叶配阿胶 艾叶性温，功善散寒暖宫、温经止血，并能调经安胎；阿胶性平，功能养血止血。两药相合，既养血止血，又散寒暖宫调经，治崩漏下血属血虚有寒之证。

四、药 理 作 用

1. 三七 本品有止血、抗血栓、扩张血管、降血压、抗心肌缺血、抗脑缺血、抗心律失常、抗炎、镇痛、镇静、增强肾上腺皮质功能、调节糖代谢、保肝、抗衰老、抗辐射、抗菌及抗肿瘤等作用。

2. 蒲黄　本品有促进血凝、抗血小板聚集、扩张血管、降血压、抗心肌缺血、抗动脉粥样硬化、改善微循环、兴奋子宫、抗炎及镇痛等作用。

第十九章
活血化瘀药

课前中医基础导入：

1. 活血化瘀药的概念 凡以通利血脉、促进血行、消散瘀血为主要作用的药物，称为活血化瘀药，又称活血祛瘀药。其中活血作用强者，称破血药。

2. 瘀血的概念及性质 瘀血指体内有血液停滞，包括离经之血积存体内，或血运不畅，阻滞于经脉及脏腑内的血液。

瘀血一旦形成，则又能成为致病因素，进一步阻滞气机，阻碍气血的运行，导致脏腑功能的进一步失调，如此构成恶性循环。

3. 瘀血形成的病机 气虚致瘀、气滞致瘀、血寒致瘀、血热致瘀、外伤致瘀。

4. 瘀血的致病特点 疼痛、肿块、出血、发绀、脉细涩或结代。

本章药物导图：

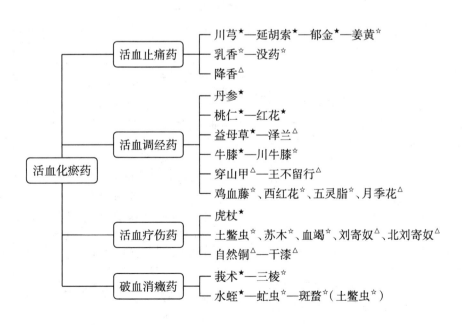

活血化瘀药
- 活血止痛药
  - 川芎*—延胡索*—郁金*—姜黄☆
  - 乳香☆—没药☆
  - 降香△
- 活血调经药
  - 丹参*
  - 桃仁*—红花*
  - 益母草*—泽兰△
  - 牛膝*—川牛膝☆
  - 穿山甲*—王不留行☆
  - 鸡血藤☆、西红花☆、五灵脂☆、月季花△
- 活血疗伤药
  - 虎杖*
  - 土鳖虫☆、苏木☆、血竭☆、刘寄奴△、北刘寄奴△
  - 自然铜△—干漆△
- 破血消癥药
  - 莪术*—三棱☆
  - 水蛭*—虻虫☆—斑蝥☆（土鳖虫☆）

课堂中药分类讲授：

第一节　活血止痛药

药物	性味赋	功效诀	功效与主治		临床应用注意事项
川芎★	辛通温散走而不守	川芎活血擅祛风上行头目止痛能行气归肝入血海走泄伤阴气味雄	祛风止痛	头痛,风湿痹痛	【用量用法】 1. 内服　煎汤,3~10g;研末,每次1~1.5g;或入丸散 2. 外用　适量,研末撒;或煎汤漱口 【使用注意】 1. 阴虚火旺,上盛下虚及气弱之人忌服 2. 多汗、月经过多者慎用
			活血行气	气滞血瘀的胸痛、胁痛、痛经、半身不遂、外伤瘀痛等	
延胡索★	辛温苦泄六陈之一	延胡索又元胡名温通活血滞气行一身上下百般痛醋制引经效更增	活血行气止痛	气滞血瘀的多种疼痛	【用量用法】 内服　煎汤,3~10g;研末,每次1.5~3g;醋制后可加强止痛之力 【使用注意】 1. 血热气虚及孕妇忌服 2. 罂粟科,夏季采,陈旧良,宜醋制
郁金★	辛寒苦泄治郁圣品	解郁神药有郁金温通活血滞气行一身上下百般痛醋制引经效更增	活血祛瘀	气滞血瘀的胸胁刺痛、月经不调、痛经及癥瘕等	【用量用法】 内服　煎汤,3~10g;研末,每次2~5g 【使用注意】 1. 不宜与丁香同用 2. 阴虚失血及无气滞血瘀者忌服,孕妇慎服 3. 品种问题 (1)广郁金:主产于四川,色鲜黄(黄郁金),重在行气解郁 (2)川郁金:主产于浙江温州(温郁金),色暗灰(黑郁金),重在活血化瘀
			行气解郁	肝气郁结之胁肋胀痛等	
			清心解郁	湿温病,湿浊蒙窍,神志不清	
			利胆开郁	湿热黄疸及肝胆结石	
			凉血止血	血热妄行的吐衄及妇女倒经	
姜黄☆	辛温苦泄上行破血	姜黄破血可行气止痛全赖通经力风寒之邪俱能散可疗顽麻肩肢痹	破血行气,通经止痛	血瘀气滞的胸胁心腹疼痛、经闭腹痛及跌打损伤	【用量用法】 1. 内服　煎汤,3~10g 2. 外用　适量,研末油调外敷

续表

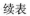

药物	性味赋	功效诀	功效与主治		临床应用注意事项
			祛风疗痹	风湿肩臂疼痛	**【使用注意】** 血虚无气滞血瘀者及孕妇慎服
乳香☆	辛香行散 苦泄温通	乳香树皮渗树脂 外科要药疗创伤 活血行气兼止痛 剂量过大易呕吐	活血 行气 止痛	血瘀气滞诸痛证	**【用量用法】** 1. 内服　煎汤或入丸散，3~5g 2. 外用　适量，研末调敷
			消肿 生肌	跌打损伤，疮疡痈肿	**【使用注意】** 1. 本品气浊而味苦，多服易致呕吐，故用量不宜过大 2. 胃弱者慎用，孕妇禁用
没药☆	辛散苦泄 芳香走窜	没药功效乳香同 药性平和异乳香 活血止痛消瘀滞 消肿生肌伤口愈	活血 止痛	内外瘀滞诸痛	**【用量用法】** 内服　煎汤，3~5g，炮制去油，多入丸散用
			消肿 生肌	痈疽肿痛证	**【使用注意】** 1. 本品气浊而味苦，多服易致呕吐，故用量不宜过大 2. 胃弱者慎用，孕妇禁用
降香△	辛通温散 色赤下降	降香药出降香檀 活血散瘀效不难 止血定痛疗跌打 降气辟秽呕能痊	活血 散瘀	血瘀气滞之胸胁心腹疼痛	**【用量用法】** 1. 内服　煎汤，9~15g；研末吞服1~2g；或入丸散 2. 外用　适量，研末敷
			止血 定痛	创伤出血，跌打瘀肿疼痛	
			降气 辟秽， 和中 止呕	秽浊内阻，呕吐腹痛	**【使用注意】** 痈疽溃后、诸疮脓多，及阴虚火盛俱不宜用

第二节　活血调经药

药物	性味赋	功效诀	功效与主治		临床应用注意事项
丹参★	味苦性寒 降泄行血	丹参能堪四物功 活血善疗经水停 养血安神温家胜 疮毒凉血可消痈	活血 调经	妇科之月经不调、闭经、痛经、产后瘀滞腹痛等；内科之瘀血所致	**【用量用法】** 1. 内服　煎汤，10~15g，大剂量可用至30g 2. 酒炒可增强活血之功

药物	性味赋	功效诀	功效与主治		临床应用注意事项
				心胸刺痛、脘腹疼痛、癥瘕积聚及风湿痹痛等	【使用注意】 1. 反藜芦 2. 无瘀血者慎服
			凉血消痈	外科之疮痈肿毒	
			养血安神	热入营血之斑疹、神昏或心血不足之心悸失眠等	
桃仁★	苦泄破瘀甘平润燥	桃仁一药出本经破血堪将瘀滞通滑肠通便赖油润止咳平喘又一功	活血祛瘀	瘀血闭经、痛经,产后瘀滞腹痛、癥瘕及跌打损伤等;肺痈、肠痈	【用量用法】 内服　煎汤,5~10g;用时捣碎 【使用注意】 1. 孕妇忌用,便溏者慎用 2. 本品有小毒,不可过量
			润肠通便	肠燥便秘	
			止咳平喘	咳嗽气喘	
益母草★	苦辛微寒妇科要药	坤草独得益母名此药活血可调经清热解毒疮家用利水消肿两便能	活血调经	血滞闭经、痛经及产后恶露不尽,瘀滞腹痛	【用量用法】 1. 内服　煎汤,9~30g,熬膏或入丸散 2. 外用　适量,煎水洗或鲜草捣敷 【使用注意】 1. 孕妇忌用 2. 阴虚血少者慎服
			利水消肿	水肿,小便不利	
			清热解毒	热毒疮疡,皮肤瘙痒等	
牛膝★	苦酸甘平引药下行	豫中名药怀牛膝活血定痛可祛瘀乙癸同源筋骨健利尿通淋下行之	活血祛瘀	难产,产后瘀滞腹痛及跌打伤痛	【用量用法】 1. 内服　煎汤,5~12g;或浸酒;或入丸散 2. 外用　适量,捣敷;捣汁滴鼻;或研末撒入牙缝 3. 补肝肾、强筋骨宜酒制;活血通经宜生用 【使用注意】 1. 孕妇及妇女月经过多者忌用 2. 遗精滑精及气虚下陷者忌用
			补肝肾,强筋骨	肝肾不足之腰膝酸痛;风湿久痹,湿热腰膝痿软	
			利尿通淋	血淋,小便不利,淋沥涩痛	

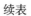

续表

药物	性味赋	功效诀	功效与主治		临床应用注意事项
			引血、引火、引阳下行	血上溢之吐血衄血,火上炎之牙痛、口舌生疮,肝阳上亢之头痛、眩晕	3.品种问题 (1)川牛膝长于活血、利尿、引血下行 (2)怀牛膝长于补肝肾、强筋骨
红花★	辛散温通妇科要药	红花桃仁相益彰 辛散温通活瘀血 通畅经脉经闭开 癥瘕积聚疼痛消	活血通经	经闭,痛经,产后瘀滞腹痛等瘀血证	【用量用法】 内服 煎汤,3~10g 【使用注意】 本品性温入血分,易动血,故孕妇及月经过多者禁用
			祛瘀止痛	心腹瘀阻疼痛,跌打损伤	
川牛膝☆	甘苦泄降性平偏凉	活血通经川牛膝 风湿痹痛利关节 利尿通淋消涩痛 引火下行肝阳平	活血通经	血滞经闭,痛经,癥瘕,跌打损伤	【用量用法】 内服 煎汤,5~10g 【使用注意】 孕妇及月经过多者慎用
			通利关节	风湿痹痛	
			利尿通淋	血淋,尿血	
			引血(火)下行	上部火热证,血热出血证,肝阳上亢证	
西红花☆	质轻甘寒行散清泄	活血通经西红花 解郁安神烦闷拿 凉血解毒发斑疹 瘀阻腹痛经闭加	活血通经	血瘀痛经,经闭,产后瘀阻腹痛	【用量用法】 内服 煎汤,1~3g;或沸水泡服 【使用注意】 孕妇慎用
			凉血解毒	血热瘀滞,斑疹紫暗	
			解郁安神	忧郁烦闷,惊悸发狂等证	
五灵脂☆	苦泄温通主入肝脾	五灵脂为鼯鼠粪 活血止痛有妙用 血瘀诸痛均可止 化瘀止血人参畏	活血止痛	治血瘀诸痛要药,善治瘀血阻滞之胸痹心痛、脘腹胁痛、痛经、经闭、产后腹痛、跌打损伤、瘀肿疼痛等证	【用量用法】 内服 煎汤,3~10g,包煎;或入丸散 【使用注意】 1.血虚无瘀者及孕妇慎用 2.不宜与人参同用
			化瘀止血	瘀滞出血证,瘀血内阻、血不归经之出血证	

133

笔记

续表

药物	性味赋	功效诀	功效与主治		临床应用注意事项
鸡血藤☆	苦泄温通 味甘能补	舒筋活络鸡血藤 行血补血可通经 肢麻痹痛俱能解 虚瘀夹杂此药灵	活血 补血	月经不调、痛经、闭经等血瘀血虚证	**【用量用法】** 内服　煎汤，9~15g，大剂量可用至30g；或浸酒 **【使用注意】** 阴虚火亢者慎用
			舒筋 活络	风湿痹痛及中风之肢体麻木或瘫痪等	
穿山甲△	咸寒走窜 无处不达	穿山甲本稀世宝 甲片活血消癥好 通经下乳产后用 消肿排脓药宜炮	活血 消癥	癥瘕积聚、瘀血闭经及风湿痹痛	**【用量用法】** 1. 内服　煎汤，3~10g，研末服，1~1.5g；或入散剂 2. 外用　适量，研末撒或调敷 **【使用注意】** 性善走窜，痈疽已溃及孕妇忌用
			通经 下乳	产后乳汁不通或稀少	
			消肿 排脓	疮痈肿毒，瘰疬痰核	
王不留行△	苦泄性平 行散通利	活血通经王不留 血瘀诸症即可求 利尿通淋治淋证 下乳消肿乳长流	活血 通经	血瘀经闭，痛经	**【用量用法】** 内服　煎汤，5~10g **【使用注意】** 孕妇慎用
			下乳 消肿	乳汁不下，乳痈疼痛	
			利尿 通淋	热淋，血淋，石淋	
月季花△	甘温通利 芳香疏散	月季花开芳香散 活血调经肝郁解 消肿解毒疗瘰疬 肿结伤损均适宜	活血 调经， 疏肝 解郁	月经不调，痛经，闭经，胸胁胀痛	**【用量用法】** 内服　煎汤，3~6g **【使用注意】** 本品活血，多服久服可致溏泄，故孕妇及脾胃虚弱者慎服
			消肿 解毒	跌打损伤，瘀肿疼痛，痈疽肿毒，瘰疬	
泽兰△	苦辛微温 芳香平和	活血调经药泽兰 化湿醒脾散癥坚 身面浮肿可消利 产家用药保相痊	活血 调经	血滞闭经、痛经及产后恶露不尽，瘀滞腹痛	**【用量用法】** 1. 内服　煎汤，6~12g或入丸散 2. 外用　适量，鲜品捣敷；或煎水熏洗
			化湿 醒脾	湿浊中阻证	
			利水 消肿	产后小便不利，身面浮肿	

第三节　活血疗伤药

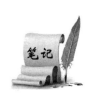

笔记

药物	性味赋	功效诀	功效与主治		临床应用注意事项
虎杖★	虎斑杖茎 苦泄寒清	虎杖一药有多功 利湿退黄解毒能 活血祛瘀通肠便 祛痰止咳亦且行	利湿退黄	湿热黄疸，淋浊，带下	【用量用法】 1. 内服　煎汤，9~15g；或浸酒；或入丸散 2. 外用　适量，研末调敷；或煎浓汁湿敷；或熬膏涂搽 【使用注意】 孕妇忌服
			清热解毒	痈疮肿毒，烧烫伤，毒蛇咬伤	
			活血祛瘀	血瘀闭经，痛经，跌打损伤，癥瘕	
			祛痰止咳	肺热咳嗽	
			泻下通便	热结便秘	
土鳖虫☆	咸寒小毒 性善走窜	续筋接骨土鳖虫 土元亦是此物名 破血逐瘀散癥瘕 金匮大黄配䗪虫	续筋接骨	骨伤科要药	【用量用法】 内服　煎汤，3~10g；研末服1~1.5g，以黄酒送服为佳 【使用注意】 孕妇忌用
			破血逐瘀	血瘀闭经，产后瘀滞腹痛及癥瘕积聚	
苏木☆	甘辛咸平 骨科要药	苏木活血可疗伤 祛瘀通经效用良 性降善入肝经血 邪实无虚用纲常	活血疗伤	跌打损伤，骨折筋伤，瘀滞肿痛	【用量用法】 1. 内服　煎汤，3~9g 2. 外用　适量，研末撒敷 【使用注意】 孕妇忌用
			祛瘀通经	血瘀闭经、痛经，产后瘀滞腹痛，心腹疼痛及痈肿疮毒	
血竭☆	甘咸性平 行中有止	血竭迅猛行中止 甘咸性平入肝心 内服活血化瘀痛 外用止血敛疮肌	活血化瘀止痛	跌打损伤，瘀血经闭、痛经，产后瘀滞腹痛及瘀滞性心腹疼痛	【用量用法】 1. 内服　研末，1~2g，可入丸剂 2. 外用　研末撒或制膏药用，治外伤出血 【使用注意】 孕妇及妇女月经期慎服
			止血生肌敛疮	外伤出血，瘀血阻滞，血不归经之出血证；疮疡不敛	
刘寄奴☆	辛散苦泄 芳香温通	破血通经刘寄奴 芳香温通散瘀肿 散寒止痛止腹痛 醒脾开胃消食积	破血通经，散寒止痛	跌打损伤，瘀肿疼痛，创伤出血；瘀血经闭，产后瘀滞腹痛	【用量用法】 1. 内服　煎汤，3~10g 2. 外用　适量，可研末外撒或调敷 【使用注意】 1. 内服不宜过量 2. 孕妇及气血亏虚无瘀滞者忌服
			消食化积	食积腹胀	

药物	性味赋	功效诀	功效与主治		临床应用注意事项
北刘寄奴△	苦凉清泄散利相兼	北刘寄奴阴行草活血祛瘀跌打伤通经止痛开经闭凉血止血热湿清	活血祛瘀	跌打损伤,肿痛出血	【用量用法】内服 煎汤,6~9g【使用注意】孕妇禁用
			通经止痛	血瘀经闭,产后瘀滞腹痛	
			凉血止血,清热利湿	湿热黄疸,水肿,湿热带下等	
干漆△	辛散苦泄温通有毒	干漆力猛破血癥血瘀经闭祛瘀能杀虫消积止腹痛温通有毒量适宜	破血祛瘀	血瘀经闭,癥瘕	【用量用法】1. 内服 煎汤,2~5g2. 入丸散 0.06~0.1g3. 外用 烧烟熏【使用注意】孕妇及对漆过敏者禁用
			杀虫	虫积腹痛	
自然铜△	辛散性平骨科要药	性禀坚刚自然铜火煅醋淬药始成散瘀止痛兼活血接骨疗伤是专功	散瘀止痛,接骨疗伤	能促进骨折的愈合,为接骨续伤之要药	【用量用法】1. 内服 煎汤,3~9g;入丸散,每次 0.3g2. 外用 适量

第四节　破血消癥药

药物	性味赋	功效诀	功效与主治		临床应用注意事项
莪术*	辛温苦泄力猛效强	莪术一药有多源入肝破血散积坚行气消磨止腹痛虚人体弱力不堪	破血行气	血瘀气滞的癥瘕积聚、闭经、腹痛等	【用量用法】1. 内服 煎汤,6~9g;或入丸散2. 外用 适量,煎汤洗;或研末调敷3. 行气止痛多生用,破血祛瘀宜醋炒【使用注意】孕妇及月经过多者忌用
			消积止痛	食积气滞,脘腹胀痛	
水蛭*	咸苦平毒力峻效宏	水蛭随水处处生虻虫嗜血咬牛蝇破血逐瘀疗经闭跌打癥瘕积聚行	破血逐瘀	血瘀闭经、癥瘕积聚及跌打损伤等瘀血重证	【用量用法】1. 内服 煎汤,1~3g;研末服,每次 0.3~0.5g2. 外用 多以活水蛭放于瘀肿局部以吸血消肿【使用注意】体弱血虚者、孕妇、妇女月经期及有出血倾向者禁服

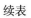

续表

药物	性味赋	功效诀	功效与主治	临床应用注意事项
虻虫☆	苦寒有毒 药力峻猛		破血逐瘀，散结消癥	血瘀闭经，癥瘕积聚及跌打损伤等瘀血重证	**【用量用法】** 1. 内服　煎汤，1.5~3g；研末，0.3~0.6g；或入丸剂 2. 外用　适量，研末敷或调搽 **【使用注意】** 气血虚者、孕妇及月经期均禁服
三棱☆	苦泄性平 主入肝脾	三棱药效似莪术 破血行气药力强 醋制增效忌孕妇 消积止痛化食积	破血行气	经闭腹痛，癥瘕积聚等气滞血瘀重证	**【用量用法】** 1. 内服　煎汤，5~10g 2. 醋制可增强其止痛作用 **【使用注意】** 孕妇及月经过多者忌服
			消积止痛	食积气滞，脘腹胀痛	
斑蝥☆	辛热大毒 去头足翅	本经有药名斑蝥 破血散结癥瘕消 攻毒蚀疮疗恶疾 毒烈刺激用须炮	破血逐瘀，散结消癥	血瘀闭经，癥瘕积聚	**【用量用法】** 1. 外用　适量，研末敷贴发泡，或酒醋浸涂 2. 内服　0.03~0.06g，多入丸散 **【使用注意】** 1. 内服宜慎，多外用 2. 体弱及孕妇忌服
			攻毒蚀疮	痈疽恶疮，顽癣，瘰疬等	

国家执业药师（中药学）考点精析：

小单元	细目	要点
一、用知总要	1. 性能主治	（1）活血化瘀药的性能功效 （2）活血化瘀药的适应范围
	2. 配伍与使用注意	（1）活血化瘀药的配伍方法 （2）活血化瘀药的使用注意
二、常用中药	1. 川芎、延胡索、郁金、莪术、丹参、虎杖、益母草、桃仁、红花、牛膝、水蛭	（1）各药的药性、性能特点 （2）各药的功效、主治病证 （3）各药的用法、使用注意 （4）与各单元功效相似药物的药性、功效及主治病证的异同 （5）川芎、延胡索、莪术、丹参、益母草、桃仁、红花的主要药理作用 （6）郁金配石菖蒲，郁金配白矾，牛膝配苍术、黄柏，川芎配柴胡、香附的意义

小单元	细目	要点
	2. 乳香、没药、姜黄、三棱、鸡血藤、川牛膝、苏木、西红花、五灵脂、土鳖虫、血竭、刘寄奴	（1）各药的药性 （2）各药的功效、主治病证 （3）各药的用法、使用注意 （4）西红花、血竭的用量 （5）与各单元功效相似药物的药性、功效及主治病证的异同
	3. 北刘寄奴、穿山甲、王不留行、月季花、干漆、自然铜	（1）各药的药性 （2）各药的功效 （3）各药的用法、使用注意 （4）干漆、自然铜的用量 （5）与各单元功效相似药物的药性及功效的异同

一、用知总要

1. 性能主治

（1）性能功效：本类药味多辛苦，多归心、肝经而入血分，善走散通利，促进血行。主具活血化瘀之功，并通过活血化瘀而产生调经、止痛、消癥、消肿及祛瘀生新等作用。

（2）适应范围：主要适用于血行不畅、瘀血阻滞所引起的多种疾病，如瘀血内阻之经闭、痛经、月经不调、产后瘀阻、癥瘕、胸胁脘腹痛、跌打损伤、瘀血肿痛、关节痹痛、痈肿疮疡、瘀血阻滞经脉所致的出血等证。

2. 配伍与使用注意

（1）配伍方法：寒凝血瘀者，可配温里散寒、温通经脉之品；风湿关节痹痛者，可配祛风湿、通经脉、止痹痛之物；癥瘕积聚、肿块坚硬者，可配软坚散结之药；热毒痈肿者，可配清热解毒之剂；久瘀体虚或因虚致瘀者，则当与补虚药同用。此外，又常与行气药同用，以增强活血化瘀之力。

（2）使用注意：本类药大多能耗血动血、破血通经，其中部分药还有堕胎、消癥作用，故妇女月经量多、血虚经闭无瘀及出血无瘀者忌用，孕妇慎用或禁用。

二、功效相似药组的异同

1. 川芎、延胡索、郁金与姜黄功效主治之鉴别

（1）相同点：均能活血行气止痛，治疗血瘀气滞所致的诸痛证。

（2）同中之异：

• 川芎活血力强，能上行头目、祛风止痛，善治头痛、痹痛。

• 延胡索止痛力强，凡一身上下血瘀气滞诸痛证皆宜。

• 郁金辛苦性寒，又能凉血解郁清心，善治血瘀气滞挟热者，并治热病神昏、癫痫痰闭之证。

• 姜黄则性温辛散，既能内行气血、通络止痛，又能外散风寒湿邪，尤长于行肢臂而除痹痛,善治风湿痹痛。

（3）不同点：

- 川芎又能下行血海,为调经要药,治痛经、经闭等证。
- 郁金且能利胆退黄,常治肝胆湿热证。

2. 乳香与没药功效主治之鉴别

（1）相同点：均为树脂类药,气味芳香,辛香走窜,均能活血止痛、消肿生肌。内治血瘀气滞心腹诸痛;外治痈疽疮肿、跌打损伤。

（2）同中之异：乳香长于活血伸筋,而没药善于散瘀止痛,故临床每相须为用。

（3）不同点：行气舒筋方中多用乳香,活血散瘀方中多用没药。

3. 桃仁与红花功效主治之鉴别

（1）相同点：活血祛瘀、调经止痛,治疗瘀血痛经、闭经、月经不调等。

（2）同中之异：

- 桃仁苦泄下行,善治瘀血蓄于脏腑之发狂,小腹硬满等。
- 红花辛温通经,善治瘀血滞于经络之身痛腹痛等。

（3）不同点：

- 桃仁又能润肠通便、止咳平喘,治疗肠燥便秘、咳喘等。
- 红花小量又可养血,治疗瘀血阻滞、心血不生证。

4. 穿山甲与王不留行功效主治之鉴别

（1）相同点：二药同能祛瘀血、通经络、下乳汁,治疗瘀血闭经、痛经、癥瘕积聚、产后缺乳等。

（2）同中之异：

- 穿山甲祛瘀通络优于王不留行,又治顽痹证。
- 王不留行祛瘀通经优于穿山甲,又治跌打伤痛等。

（3）不同点：

- 穿山甲尚能消痈排脓,治疗疮痈肿毒、瘰疬痰核等。
- 王不留行尚利尿通淋,治疗石淋、砂淋等,也常用作耳穴贴压剂。

5. 三棱与莪术功效主治之鉴别

（1）相同点：破血行气、消积止痛,常相须为用,治疗癥瘕积聚、闭经、产后瘀痛及食积气滞之证。

（2）不同点：三棱破血力较强,莪术长于行气消积。

6. 土鳖虫、水蛭、虻虫与斑蝥功效主治之鉴别

（1）相同点：

- 均有较强的破血逐瘀、散结消癥作用;治疗血瘀经闭、癥瘕积聚及跌打损伤等瘀血重证。
- 均有毒性,虚人、老人及孕妇禁用。

（2）同中之异：

- 虻虫、斑蝥趋上,作用强。
- 土鳖虫、水蛭趋下,力量缓。

（3）不同点：

- 土鳖虫作用较为和缓,并长于续筋接骨,为伤科接骨要药。

- 水蛭性阴下趋,作用持久,善破痰饮、瘀血之坚积。
- 虻虫药性刚猛,作用峻急而短暂,功专逐瘀消癥。
- 斑蝥有大毒,内服宜慎,消癥散结力强,且能以毒攻毒、消肿散结,治疗痈疽恶疮、顽癣、瘰疬等。

7. 益母草与泽兰功效主治之鉴别

（1）相同点:均能活血调经、利水消肿,为治血瘀经产诸证及水瘀互结之水肿的常用品。

（2）不同点:

- 益母草性寒凉,其调经、利水之功效较泽兰均胜一筹,为妇科经产要药。
- 泽兰活血祛瘀消肿力胜,又常用治跌打伤痛及痈肿等。

8. 川牛膝与怀牛膝功效主治之鉴别

（1）相同点:二者均具下行之性,能利尿通淋,并引血、引火、引阳、引药下行,治疗淋证及气火上逆之吐衄、牙龈肿痛、头晕、眩晕等症。

（2）不同点:

- 川牛膝长于活血通经、利关节,治血瘀经闭、风湿痹痛。
- 怀牛膝善于补益肝肾、强壮筋骨,治腰膝酸痛、筋骨痿软。

三、药物配伍

1. 川芎配柴胡、香附　川芎辛温,功能活血行气、散风止痛,且上行头巅,下达血海;柴胡苦辛微寒,功善疏肝解郁;香附辛平,功善疏肝理气、调经止痛。三药相合,既疏肝解郁,又理气活血,治肝郁气滞之胸闷胁痛、痛经及月经不调等证可投。

2. 郁金配石菖蒲　郁金辛苦而寒,功能解郁开窍、清心凉血;石菖蒲辛苦而温,功能开窍醒神、化湿豁痰。两药相合,既化湿豁痰,又清心开窍,治痰火或湿热蒙蔽清窍之神昏、癫狂、癫痫。

3. 郁金配白矾　郁金辛苦而寒,功能解郁清心而开窍;白矾性寒,清热消痰。两药相合,具有较强的祛除心经热痰之力,治痰热蒙蔽心窍之癫痫发狂及痰厥等证。

4. 牛膝配苍术、黄柏　牛膝性平,功能活血通经、利水通淋、引药下行;苍术苦温,功能燥湿健脾、祛风湿;黄柏苦寒,功能清热泻火燥湿,尤善除下焦湿热。三药相合,不但清热燥湿力强,而且善走下焦,故善治下焦湿热之足膝肿痛、痿软无力及湿疹、湿疮等。

四、药理作用

1. 川芎　本品能抑制血管平滑肌收缩、扩张冠状动脉、增加冠脉血流量、降低外周血管阻力、改善微循环、抑制血小板聚集、抗血栓形成,并具有促进骨髓造血、镇静、解痉、调节免疫功能、抗辐射及抗肿瘤等作用。

2. 莪术　本品有抑制血小板聚集、抗血栓形成、抗炎、保肝、增强免疫功能、抗癌、升高白细胞、抗早孕及抗菌等作用。

3. 延胡索　本品有镇痛、镇静、催眠、抗惊厥、扩张冠状动脉、增加冠脉血流量、抗心肌缺血、抑制血小板聚集、抗血栓、抗心律失常及抗溃疡等作用。

4. 丹参　本品能扩张冠状动脉、增加血流量、抗心肌缺血、改善微循环、降低心肌耗氧量、改善心功能、增强心肌收缩力、降血压、降血脂、抗凝血、抗血栓、保肝、抗过敏、调节免疫功能、抗炎、镇静、抗菌等。

5. 益母草　本品有显著的兴奋子宫作用，能使子宫收缩频率、幅度及紧张度增加。并具有增加冠脉流量、减慢心率、改善微循环、抗血小板聚集、抗血栓形成、增强细胞免疫功能、降血压、利尿及抑制真菌等作用。

6. 桃仁　本品有兴奋子宫、抗凝血、抗血栓、抗炎、抗过敏、镇痛、镇咳及润肠缓泻等作用。

7. 红花　本品有兴奋子宫、扩张血管、改善微循环、降低冠脉阻力、增加冠脉血流量、抗心肌缺血、抗凝血、抗血栓形成、降血脂及抗炎等作用。

第二十章
化痰止咳平喘药

课前中医基础导入：

1. 化痰止咳平喘药的概念　凡具有祛痰或化痰作用的药物，称化痰药；能减轻或制止咳嗽和喘息的药物，称止咳平喘药。

2. 痰饮的概念　痰饮是人体水液代谢障碍而形成的病理产物；质稠黏而厚者为痰，质清稀而薄者为饮。

3. 痰饮水湿之别

（1）从性质而言，稠浊者为痰，清稀者为饮，更为清稀者为水，弥散于全身之水气为湿。

（2）从演变过程而言：

$$湿 \xrightarrow{聚} 水 \xrightarrow{积} 饮 \xrightarrow{凝} 痰$$

4. 痰饮的分类

（1）广义的无形之痰：只见其症，不见其形。主要通过病理反应来确定，表现为头晕目眩、恶心呕吐、心悸气短、神昏癫狂等。

（2）狭义的有形之痰：视之可见、触之可及、听之有声的痰浊和饮液，多指肺及呼吸道的分泌液，由咳吐而出。

5. 常见的痰证

（1）一般之痰证：寒痰证、热痰证、风痰证、湿痰证、燥痰证。

（2）流注于脏腑、经络之痰证：中风、癫痫、痰核、瘰疬、肿瘤、眩晕。

本章药物导图：

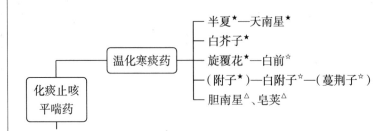

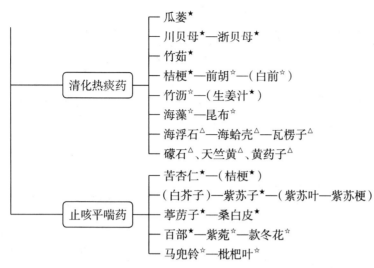

注：附子详见第十四章温里药；蔓荆子、生姜汁、紫苏叶、紫苏梗详见第八章解表药。

课堂中药分类讲授：

第一节 温化寒痰药

药物	性味赋	功效诀	功效与主治		临床应用注意事项
半夏*	辛温有毒开宣滑降	五月半夏此药成燥湿化痰首要功降逆止呕散结痞滑肠和胃炮后用	燥湿化痰	治湿痰要药，亦治寒痰	【用量用法】 1. 内服 3~9g 2. 外用 适量，研末敷 【使用注意】 1. 反乌头类 2. 辛温性燥，阴虚燥咳、津伤口渴及血证者忌用 3. 生半夏有毒，内服须经炮制，炮制后特别经明矾处理后，已无明显毒性 【炮制品】 1. 法半夏长于化湿和胃 2. 清半夏长于燥湿化痰 3. 姜半夏长于和胃降逆 4. 半夏曲长于和胃消食 5. 生半夏外用，可消痈疽肿毒 6. 竹沥半夏化痰清热
			降逆止呕	主治寒饮呕吐，但可用于多种呕吐	
			消痞散结	心下痞，结胸证，梅核气，瘿瘤痰核，痈疽发背等	
			滑肠和胃	通便，安眠	
天南星*	辛温苦燥善祛风痰	南星其毒若半夏燥湿化痰亦类它祛风止痉癫眩用散血消肿痈疡家胆星制后寒凉性清化热痰定惊发	燥湿化痰	湿痰壅盛，咳嗽，胸闷	【用量用法】 1. 内服 3~9g，多制用；生南星内服多入丸散，一次量0.3~1.2g

药物	性味赋	功效诀	功效与主治		临床应用注意事项
			祛风解痉	中风痰壅，风痰眩晕，癫痫，破伤风	2. 外用　适量，用生品研末调敷或鲜品捣敷患处 【使用注意】 本品性质燥散，易伤阴液，故阴虚燥咳者及孕妇均忌用 【炮制品】 1. 生南星　秋、冬两季采挖，除去茎叶、须根和外皮，洗净晒干，即为生南星 2. 制南星　用白矾水浸泡，再与生姜共煮后，切片晒干，即为制南星 3. 胆南星　研末，与牛胆汁充分浸拌后，装入牛胆囊内，悬挂阴干，即为胆南星
			散结消肿	痈肿疮毒，痰核，外伤瘀肿	
白芥子★	辛温归肺气锐走散	药食两用白芥子温肺利气化痰湿结邪可散消肿结通络止痛辛散之	温肺化痰	寒痰喘咳	【用量用法】 1. 内服　3~9g；用炒制品并研粉入药效果更好 2. 外用　适量，用散剂或膏剂外敷 【使用注意】 本品燥烈辛散，易耗气伤阴动火，故久嗽肺虚、阴虚火旺者忌服
			利气散结	痰湿流注，阴疽肿毒	
			通络止痛	痰滞经络之肢体疼痛、麻木	
旋覆花★	辛开苦降温散降逆	百花丛中一不同独能降气旋覆名消痰行水亦有力降逆止呕逆声	消痰行水	寒痰咳喘	【用量用法】 煎服　3~9g；宜布包煎 【使用注意】 阴虚劳嗽、津伤燥咳者忌用
			降逆止呕	胃气上逆之呕吐、呃逆、嗳气等	
白前☆	辛散苦降微温不燥	白前苦降胜辛散微温不燥入肺经肺家至药降肺气新久咳嗽化寒痰	降气祛痰止咳	咳嗽痰多，无论寒热虚实、外感内伤、新嗽久咳均可治疗，较宜于湿痰或寒痰所致咳嗽	【用量用法】 煎服　3~10g 【使用注意】 本品生用对胃黏膜有刺激性，消化道溃疡或出血者慎用
白附子☆	辛甘大温能升能散	白附子能燥湿痰息风止痉可纠偏解毒散结亦有效此药亦毒记须全	燥湿化痰	湿痰	【用量用法】 1. 内服　3~6g；研末服，0.5~1g（内服宜制用） 2. 外用　生品适量，捣烂外敷

药物	性味赋	功效诀	功效与主治		临床应用注意事项
			息风止痉	风痰阻于经络之口眼㖞斜、风湿痹痛	【使用注意】本品燥烈伤阴，故阴虚有热动风者及孕妇忌用　【品种问题】1. 关白附毒性大，又甚燥烈，功偏祛寒湿、止疼痛，适用于中风偏正头痛、风寒湿痹、中风口眼㖞斜等
			解毒散结	毒蛇咬伤等	2. 禹白附祛风痰、息风止痉功能强，适用于破伤风抽搐及中风痰壅、半身不遂之证
皂荚△	辛咸温毒性善走窜	辛温有毒肥皂荚涤除顽痰效堪夸开窍可疗昏不语消肿散结制用佳	祛痰	用于顽痰阻肺之咳喘	【用量用法】1. 内服　1.5~5g；焙焦研末服，1~1.5g　2. 外用　适量　【使用注意】本品辛散走窜，易伤正气，非实邪痰痞者，及虚弱人、孕妇和有咯血倾向者均忌用
			开窍	中风、痰厥、癫痫等所致的神昏不语	
			消肿散结	痈肿	
胆南星△	苦凉微辛善祛热痰	苦凉微辛胆南星制星细粉加胆汁清热化痰又息风痰热咳嗽和惊痫	清热化痰，息风定惊	热痰所致的惊风抽搐、中风、眩晕、癫狂、咳喘诸证	【用量用法】煎服　3~6g　【使用注意】孕妇慎用

第二节　清化热痰药

药物	性味赋	功效诀	功效与主治		临床应用注意事项
瓜蒌★	甘寒滑润导浊下行	金色瓜蒌经霜成清化热痰蒌皮功宽胸散结消痈肿润肠通便子最能	清热化痰	用于热痰咳嗽、燥痰咳嗽等	【用量用法】煎服　全瓜蒌9~15g；瓜蒌皮6~10g；瓜蒌仁9~15g　【使用注意】1. 寒饮及脾虚便溏者忌用　2. 反乌头　【处方用名】1. 瓜蒌皮偏清化热痰、理气宽胸
			宽胸散结	胸痹	
			消散痈肿	肺痈，肠痈	2. 瓜蒌仁偏润燥化痰、滑肠通便
			润肠通便	肠燥便秘	3. 全瓜蒌兼有皮、仁两者功效

药物	性味赋	功效诀	功效与主治		临床应用注意事项
川贝母★	苦甘微寒滋润性强	清化热痰川贝母润肺能止咳逆苦散结消肿痰郁青松炉贝分清楚	清热化痰，润肺止咳	痰热咳嗽，肺燥久咳	**【用量用法】** 煎服 3~10g；研末冲服1~2g **【使用注意】** 1. 属寒湿痰嗽者，不宜用 2. 反乌头
			散结消肿	痰火郁结之瘰疬，热毒壅结之乳痈、肺痈	
浙贝母★	苦寒清泄质重沉降	浙贝药属浙八味清热化痰能肃肺散结消肿由痰火瘰瘤瘰疬此物贵	清热化痰	痰热咳嗽，肺热咳嗽	
			散结消肿	痰火郁结之瘰疬、痰核、瘿瘤	
竹茹★	甘寒清润主入肺胃	竹茹如缕又如麻清热化痰是良家除烦止呕功效胜痰郁胆腑力不差	清热化痰	热痰咳嗽	**【用量用法】** 1. 煎服 5~10g 2. 除痰热多生用；止呕多姜汁炒用
			除烦止呕	胃热呕吐，痰热失眠，心烦不宁等（除胆腑热）	
桔梗★	辛苦性平质轻升浮	桔梗一味百药舟上行归经入肺投金气能宣痰能祛利咽消痈是王侯	宣肺祛痰	咳嗽痰多、偏寒偏热皆宜	**【用量用法】** 煎服 3~10g **【使用注意】** 1. 阴虚久咳及咳血者不宜服用 2. 因质轻升浮，凡气机上逆之呕吐、呛咳眩晕不宜用 3. 用量过大宜致恶心呕吐
			利咽消痈	治咽痛音哑、肺痈等	
			载药上行	用作治疗上焦病的引经药	
竹沥☆	甘寒滑利痰家圣药	竹沥一药味苦滑清热滑痰效力佳癫狂惊痫痰作祟定惊利窍效堪夸	清热滑痰	痰热咳喘	**【用量用法】** 内服 30~60g，或15~30ml；宜冲服 **【使用注意】** 本品寒滑，寒嗽及脾虚便溏者忌用
			定惊利窍	中风痰迷，惊痫、癫狂	
前胡☆	辛散苦泄微寒清凉	前胡辛散入肺经疏风清热肺气宣苦泄微寒化痰热肺气肃降咳喘安	降气化痰	热痰阻肺、肺失宣降之咳嗽痰黏、胸闷痰黄	**【用量用法】** 煎服 3~10g **【使用注意】** 本品苦泄辛散微寒，故阴虚咳嗽、寒饮咳喘者慎服
			疏散风热	外感风热，身热头痛，咳嗽痰多	
海藻☆	苦咸性寒沉降下行	消痰软坚羊栖菜瘿瘤瘰疬最适宜海藻常与昆布配利水消肿甘草畏	消痰软坚	瘿瘤，瘰疬，睾丸肿痛	**【用量用法】** 煎服 6~12g **【使用注意】** 不宜与甘草同用
			利水消肿	水肿，脚气	

药物	性味赋	功效诀	功效与主治		临床应用注意事项
昆布☆	咸软寒清肝胃肾经	昆布日常百姓家众人喜之都食它消痰软坚化瘰疬脚气浮肿小便利	消痰软坚	瘿瘤，瘰疬，睾丸肿痛	【用量用法】煎服　6~12g
			利水消肿	水肿，脚气	
天竺黄△	甘寒清解主归心肝	天竺黄本竹液成清热豁痰心经行热病止痛风不语息风可定小儿惊	清热豁痰，凉心定惊	热病神昏谵语、中风不语、小儿惊痫抽搐等症之属于痰热者	【用量用法】煎服　3~9g；研末冲服，每次0.6~1g；或入丸散【使用注意】因擅长定惊息风，为儿科痰热惊风之要药
			长于定惊息风	为儿科痰热惊风之要药	
海浮石△	咸寒归肺体轻上浮	海浮石在海中浮咳喘能把痰热除瘰疬瘿瘤痰气结软坚散之复如初	清热化痰	痰热咳喘	【用量用法】1. 煎服　10~15g2. 宜打碎先煎【使用注意】古籍称"多服能损人气血"，故一般虚寒咳嗽及脾胃虚寒者不宜应用
			软坚散结	瘿瘤，瘰疬	
礞石△	甘咸性平质重镇坠	礞石本分金与青色青入肝镇惊雄坠痰下气除胶固力猛药峻滚痰能	坠痰下气	顽痰、老痰胶固之咳喘	【用量用法】内服　10~15g，打碎先煎，宜包煎；入丸散1.5~3g【使用注意】本品重坠，下泄之力甚强，凡非痰热实证均不宜用；孕妇忌服
			平肝镇惊	癫、狂、痫	
海蛤壳△	苦咸性寒质重而降	海蛤壳在海边生清肺化痰肝气平软坚散结消痰核制酸可止胃中痛	清肺化痰	肝火犯肺之咳嗽阵作、咳痰、痰中带血等	【用量用法】1. 煎服　6~15g，打碎先煎；入丸散1~3g；宜包煎2. 外用　适量，研极细粉3. 内服宜生用，制酸、外敷宜煅用【使用注意】脾胃虚寒及气虚寒咳者不宜用
			软坚散结	瘿瘤，痰核	
			制酸止痛	胃痛泛酸等	
瓦楞子△	味咸性平既走气分又入血分	瓦楞消痰善软坚化痰散结解癥难制酸止痛仙灵药生煅误用亦枉然	消痰软坚	瘰疬，瘿瘤	【用量用法】1. 煎服　9~15g；研末1~3g2. 宜打碎先煎3. 消痰散结宜生用，制酸止痛宜煅用
			化瘀散结	癥瘕痞块	
			制酸止痛	胃痛吐酸	

续表

药物	性味赋	功效诀	功效与主治		临床应用注意事项
黄药子△	苦寒小毒 善消瘿瘤	化痰软坚黄药子 散结消瘿凉血止 清热解毒咽肿痛 此药伤肝勿久食	化痰 软坚, 散结 消瘿	治瘿要药	【用量用法】 1. 煎服　3~15g;研末服 1~ 2g 2. 外用　适量,可用鲜品捣 烂或干品研末调敷 【使用注意】 1. 脾胃虚弱者慎用 2. 本品有毒,不可过量持久 服用
			清热 解毒	疮毒,咽喉肿 痛等	
			凉血 止血	血热出血	

第三节　止咳平喘药

药物	性味赋	功效诀	功效与主治		临床应用注意事项
苦杏仁★	苦降温散 质润有毒	止咳平喘杏子仁 寒热皆宜记要真 润肠通便效堪用 油润小毒记在心	止咳 平喘	新久、寒热咳 喘皆宜,善治 外感咳喘	【用量用法】 1. 煎服　5~10g;宜打碎入煎剂 2. 生品入煎剂宜后下 【使用注意】 1. 苦杏仁有毒,用量当控制 2. 婴儿慎用 3. 阴虚咳嗽及大便溏泄者忌用
			润肠 通便	肠燥便秘	
紫苏子★	辛温归肺 性润下降	苏子降气化痰灵 止咳平喘又一功 通便能润肠中燥 脏腑表里一气通	降气 化痰, 止咳 平喘	湿痰壅盛之 咳喘	【用量用法】 煎服　3~10g;或入丸散 【使用注意】 本品下气消痰,易耗气滑肠,故 气虚久嗽、阴虚喘逆、脾虚便滑 者,均不宜应用
			润肠 通便	便秘	
百部★	甘润苦降 微温不燥	百部能止百般咳 润肺蜜炙功效多 灭虱杀虫疗疥癣 用须详辨几分邪	润肺 止咳	寒、热、新、 久咳嗽皆治 (中枢镇咳), 长于治肺燥 咳嗽、肺痨咳 嗽(蜜炙用)	【用量用法】 1. 煎服　3~9g;久咳虚嗽者宜 炙用 2. 外用　适量,煎水洗或研末 调敷 【使用注意】 本品易伤胃滑肠,故脾虚食少、 便溏者忌用
			灭虱 杀虫	头虱、疥癣等	
葶苈子★	辛苦大寒 药力峻猛	葶苈子小分南北 泻肺消肿可利水 平喘通调金脏道 虚人喘咳细寻推	泻肺 平喘	痰热或痰饮 壅肺之喘咳	【用量用法】 煎服　3~10g;研末服3~6g 【使用注意】 本品专泻肺气之实而行痰水, 故凡肺虚喘促、脾虚肿满之证, 均当忌用

续表

笔记

药物	性味赋	功效诀	功效与主治		临床应用注意事项
桑白皮★	甘寒归肺沉降下行	桑树全身都入药根皮即为桑白皮泻肺平喘清肺热利水消肿生用宜	泻肺平喘	肺热喘咳	【用量用法】 煎服　6~12g。 泻肺利水，平肝清火宜生用；肺虚咳喘宜蜜炙用
			利水消肿	水肿胀满尿少，面目肌肤浮肿	【使用注意】 寒痰咳喘者忌服
紫菀☆	微苦辛甘温降肺气	紫菀最擅入肺家化痰止咳效堪夸肺金逆气功能降润肺蜜炙力更佳	润肺下气	痰多喘咳，新久咳嗽，劳嗽咳血	【用量用法】 煎服　5~10g；外感暴咳宜生用，肺虚久咳宜蜜炙用
			化痰止咳		【使用注意】 燥热咳嗽及实热咳嗽不宜单独使用本品
款冬花☆	味辛微苦温润降气	连三朵是款冬花蓓蕾作药入肺家下气能降肺中逆相伍紫菀止咳佳	润肺下气	新久咳嗽，喘咳痰多，劳嗽咳血	【用量用法】 煎服　5~10g；外感暴咳宜生用，肺虚久咳宜蜜炙用
			止咳化痰		【使用注意】 咯血及肺痈咳吐脓血者慎用
马兜铃☆	性寒质轻味苦泄降	马兜铃药以形名清肺化痰止咳能疗痔清肠因表里此外还有降压灵	清肺降气	肺热咳喘，肠中带血	【用量用法】 煎服　5~10g；外感暴咳宜生用，肺虚久咳宜蜜炙用
			止咳平喘		【使用注意】 本品含马兜铃酸，长期、大剂量服用可引起肾脏损害等不良反应；儿童及老年人慎用；孕妇、婴幼儿及肾功能不全者禁用
			清肠消痔	肠热痔血，痔疮肿痛	
枇杷叶☆	味苦能降性寒而清	杷叶一药体轻滑清肺化痰实在能下气止咳方家用和胃降逆亦有功	清肺止咳	肺热咳嗽，气逆喘急	【用量用法】 煎服　6~10g；止咳宜蜜炙用，止呕宜生用
			降逆止呕	胃热呕吐，哕逆，烦热口渴	【使用注意】 肺寒咳嗽及微寒呕吐者慎服

国家执业药师(中药学)考点精析：

小单元	细目	要点
一、用知总要	1. 性能主治	(1)化痰止咳平喘药的性能功效 (2)化痰止咳平喘药的适应范围
	2. 分类	化痰止咳平喘药的分类及各类的性能特点

小单元	细目	要点
	3. 配伍与使用注意	(1)化痰止咳平喘药的配伍方法 (2)化痰止咳平喘药的使用注意
二、化痰药	1. 半夏、天南星、白芥子、桔梗、旋覆花、瓜蒌、川贝母、浙贝母、竹茹	(1)各药的药性、性能特点 (2)各药的功效、主治病证 (3)各药的用法、使用注意 (4)与各单元功效相似药物的药性、功效及主治病证的异同 (5)半夏、桔梗、川贝母、浙贝母的主要药理作用 (6)旋覆花配赭石的意义
	2. 白附子、竹沥、白前、前胡、昆布、海藻	(1)各药的药性 (2)各药的功效、主治病证 (3)各药的用法、使用注意 (4)与各单元功效相似药物的药性、功效及主治病证的异同 (5)禹白附与关白附的来源
	3. 天竺黄、黄药子、瓦楞子、海蛤壳、海浮石、礞石	(1)各药的药性 (2)各药的功效 (3)各药的用法、使用注意 (4)礞石的用量
三、止咳平喘药	1. 苦杏仁、百部、紫苏子、桑白皮、葶苈子	(1)各药的药性、性能特点 (2)各药的功效、主治病证 (3)各药的用法、使用注意 (4)与各单元功效相似药物的药性、功效及主治病证的异同 (5)苦杏仁的主要药理作用
	2. 紫菀、款冬花、枇杷叶、马兜铃、白果、胖大海	(1)各药的药性 (2)各药的功效、主治病证 (3)各药的用法、使用注意 (4)与各单元功效相似药物的药性、功效及主治病证的异同
	3. 洋金花	(1)药性、功效、用量用法、使用注意 (2)与各单元功效相似药物的药性及功效的异同

一、用知总要

1. 性能主治

(1)性能功效:本类药多入肺经,辛开宣散,苦燥降泄,温化寒清,主能宣降肺气、化痰止咳、降气平喘,部分药物分别兼有散寒、清热、散结、润肺等作用。

(2)适应范围:主要适用于外感或内伤所致的咳嗽、气喘、痰多,或痰饮喘息,或因痰所致的瘰疬瘿瘤、阴疽流注、癫痫惊厥等。

2. 化痰止咳平喘药的分类及各类的性能特点

(1)化痰药

1)温化寒痰药:多温燥,具有温肺散寒、燥湿化痰之功,主治寒痰、湿痰证,还可用于寒痰、湿痰所致的眩晕、肢体麻木、阴疽流注等。

2）清化热痰药：多寒凉，具有清热化痰之功，主治热痰咳喘，以及由痰所致的瘰疬瘿瘤、癫痫惊厥等。

（2）止咳平喘药：具有止咳平喘之功，主治外感或内伤所致的咳嗽、喘息之证。

3. 配伍与使用注意

（1）配伍方法：化痰药与止咳平喘药常相配合使用；其次，应根据病因及兼证的不同作适当配伍。如癫痫惊厥者，配镇惊安神、平肝息风药；瘰疬瘿瘤者，配软坚散结药；阴疽流注者，配温阳通滞散结之品。又因痰易阻滞气机，故常与理气药配伍同用。

（2）使用注意：①温化寒痰药药性温燥，不宜用于热痰、燥痰；清化热痰药药性寒润，不宜用于寒痰、湿痰；②刺激性较强的化痰药，不宜用于咳嗽兼有出血倾向者，以免加重出血；③麻疹初起兼有表证之咳嗽，应以疏解清宣为主，不可单用止咳药，忌用温燥及具有收敛性的止咳药，以免影响麻疹透发；④脾虚生痰者，应配健脾燥湿之品，以标本兼治。

二、功效相似药组的异同

1. 半夏与天南星功效主治之鉴别

（1）相同点：均辛温有毒，孕妇慎服，为燥湿化痰之要药，功能燥湿化痰、解毒散结，善治湿痰、寒痰以及疮痈肿毒等。

（2）同中之异：

- 半夏之性，燥而稍缓；南星之性，燥而颇急。
- 半夏之辛，劣而能守；南星之辛，劣而善行。

（3）不同点：

- 半夏主入脾、肺经，重在治脏腑湿痰、湿痰咳嗽；且降逆止呕，治疗呕吐等。
- 天南星主入肝经，重在祛经络风痰，善治风痰眩晕、半身不遂等。

2. 附子与白附子功效主治之鉴别

（1）相同点：两药均能止痛，治疗痹证。

（2）同中之异：附子善治寒湿痹痛，白附子善治风湿痹痛。

（3）不同点：

- 附子为回阳救逆要药，长于治亡阳证，又能补壮阳气，治疗诸阳虚证。
- 白附子为化湿痰、祛风痰的常用药，是治疗风痰阻络之口眼㖞斜的要药，并能解蛇毒。

3. 白附子与蔓荆子治头面之疾的区别

（1）相同点：二药均善于上达头面，祛风邪，治疗头面风病。

（2）不同点：

- 白附子重在祛头面风痰，治疗中风口眼㖞斜。
- 蔓荆子重在祛头面风热，治疗风热上攻之头痛、眩晕等。

4. 天南星与白附子功效主治之鉴别

（1）相同点：均辛温燥烈有毒，归肝经，既能燥湿化痰、祛风止痉，治寒痰、湿痰,以及中风口眼㖞斜、破伤风等证;又能消肿止痛,治痈疽痰核。

(2)同中之异:

- 天南星燥湿化痰力较强,善治湿痰、顽痰。
- 白附子其性上行,善于祛头面部风痰而止痉、止痛,常治中风口眼㖞斜及偏头痛等风痰、头面诸疾。

(3)不同点:天南星且善祛经络风痰而止痉,常治风痰留滞经络之半身不遂。

5. 旋覆花与白前功效主治之鉴别

(1)相同点:均辛微温,归肺经,能降气化痰,治咳嗽气急痰多。

(2)同中之异:

- 旋覆花善消痰水而治痰饮。
- 白前唯以咳喘痰多气急为用。

(3)不同点:旋覆花又归胃经,善降胃气,治胃气上逆之嗳气、呕吐等。

6. 川贝母与浙贝母功效主治之鉴别

(1)相同点:同能清热化痰止咳、解毒散结,治疗热痰咳嗽、肺热咳嗽、痰核瘰疬等,均反乌头类。

(2)同中之异:

- 川贝母甘、微寒,质润,善能润肺止咳,治肺燥及肺虚久咳多用。治疗肺燥咳嗽、燥痰咳嗽优于浙贝母。
- 浙贝母苦、寒,治疗肺热咳嗽、热痰咳嗽优于川贝母,又长于解毒散结,治疗痰核瘰疬(配牡蛎、玄参)。

7. 竹沥与天竺黄功效主治之鉴别

(1)相同点:功能相近,皆能清化热痰、定惊。

(2)同中之异:

- 竹沥善清热滑痰,化痰力强,又能定惊利窍,尤多用于中风痰迷、痰热惊痫等证。
- 天竺黄性质和缓,不能透络搜痰,且无滑润之力,唯定惊为其所长,故小儿惊痫方中多用之。

8. 竹沥与生姜汁功效主治之鉴别

(1)相同点:均擅长消痰,临床治疗痰热壅肺、中风痰壅及痰热癫狂之证,常相须为用。朱丹溪称"竹沥滑痰,非姜汁不能行经络"。

(2)不同点:

- 竹沥性大寒而滑利,只宜痰热之证,且伤胃滑肠。
- 生姜汁味辛气温,寒痰、湿痰之证也甚合宜,且温中益胃,胃虚不食、寒饮呕哕也常用之。

9. 海藻与昆布功效主治之鉴别

(1)相同点:咸寒,清热化痰、软坚散结、利水消肿,治疗痰热结聚之瘿瘤、瘰疬、痰核,以及水肿、小便不利等,脾胃虚寒者慎服。

(2)同中之异:海藻力较缓,昆布力较强。海藻治疗瘿瘤、瘰疬作用优于昆布;而昆布治水肿优于海藻。

(3)不同点:海藻不宜与甘草同服,而昆布无此配伍禁忌。

10. 桔梗与前胡功效主治之鉴别

（1）相同点：均能宣肺，治肺气不宣之咳喘。

（2）同中之异：

- 桔梗性平，以开宣肺气为用，治咳嗽或咽痛或音哑，属肺气不宣无论寒热皆宜。
- 前胡宣降并具，既降气祛痰，又能宣散风热，故不仅用于咳喘痰多色黄者，亦治外感风热咳嗽痰多者。

（3）不同点：桔梗又利肺气而排脓，治肺痈咳喘脓痰。

11. 白前与前胡功效主治之鉴别

（1）相同点：均味辛苦，善于降气化痰，治肺气上逆咳嗽气急痰多，两药每相须为用。

（2）同中之异：

- 白前性微温，尤以治寒痰阻肺、肺气失降之证为宜。
- 前胡性微寒，兼能宣散风热，宜于痰热阻肺、肺气失降者。

（3）不同点：前胡又适用于外感风热兼有痰热者。

12. 海蛤壳、海浮石与瓦楞子功效主治之鉴别

（1）相同点：均能软坚散结，治痰火郁结成块的痰核、瘿瘤、瘰疬。

（2）同中之异：海蛤壳、海浮石性寒，能清热化痰，亦治痰热咳喘。

（3）不同点：

- 海蛤壳、瓦楞子煅用又能制酸止痛，治胃痛泛酸。
- 瓦楞子性平，又能消痰化瘀，治痰瘀互结之证。

13. 苦杏仁与甜杏仁功效主治之鉴别

（1）相同点：均能止咳平喘。

（2）同中之异：

- 前者苦降温散，且具毒性，多用于感冒喘咳、痰多之证。
- 后者甘平润肺，毒性较小，适用于虚劳喘咳、肠燥便秘之证。

14. 苦杏仁与桔梗功效主治之鉴别

（1）相同点：均为肺经气分药。

（2）不同点：苦杏仁以下气止咳定喘为主，桔梗以宣肺利咽祛痰为主，一降一宣，故对于外邪闭肺、宣降失司所致的咳喘痰多、胸闷咽痛之证，常相配伍应用。

15. 紫苏叶、紫苏梗与紫苏子功效主治之鉴别

（1）相同点：三者均能调气，作用略有不同。

（2）不同点：

- 紫苏叶和中气、止呕哕而散表邪。
- 紫苏梗宽畅中气而利胸膈。
- 紫苏子降肺气而化痰浊、润肠燥。

16. 苦杏仁与紫苏子功效主治之鉴别

（1）相同点：均性温，归肺经，善降气止咳平喘、润肠通便，治咳嗽气逆、肠燥便秘。

（2）同中之异：

• 苦杏仁味苦有小毒，兼能宣肺，为治咳喘要药，经配伍治各种咳喘均宜。

• 紫苏子善于降气消痰，既治咳喘痰多气逆，又治上盛下虚之久咳痰喘。

17. 紫苏子与白芥子功效主治之鉴别

（1）相同点：均治寒痰咳喘，二药常相配用。

（2）同中之异：

• 紫苏子功擅降气消痰平喘，善治寒痰壅肺之咳喘。

• 白芥子则长于温肺利气消痰，善治皮里膜外之痰。

（3）不同点：白芥子且能利气散结，亦治阴疽流注及痰阻经络之肢体麻木、关节肿痛等。

18. 百部、紫菀与款冬花功效主治之鉴别

（1）相同点：均善润肺止咳，无论新久咳嗽皆可应用。

（2）同中之异：

• 百部甘润苦降性平，尚善治肺痨咳嗽及百日咳。

• 紫菀性温不燥，甘润苦泄，善于降气化痰，凡咳嗽痰多难出者多用。

• 款冬花辛温而润，长于止咳，尤宜于寒嗽，治咳嗽痰多常与紫菀相须为用。

（3）不同点：百部又能杀虫灭虱，治蛲虫、头虱等。

19. 桑白皮与葶苈子功效主治之鉴别

（1）相同点：均能泻肺平喘、利水消肿，治疗肺热、痰热喘咳，以及水肿、腹水等。

（2）同中之异：

• 平喘：桑白皮长于泻肺热，善治肺热咳喘；葶苈子长于泻肺实，善治痰热咳喘等。

• 利水：桑白皮善治水肿；葶苈子善治腹水。

（3）不同点：

• 桑白皮甘寒，药性较和缓，善泻肺中邪热，常用于肺热喘咳之证及风水皮水。

• 葶苈子苦寒，药力较峻猛，专泻肺中痰火及水饮，善治痰水阻肺、肺气不宣的咳逆痰多、喘息不得平卧及胸腹积水等证。

20. 马兜铃与枇杷叶功效主治之鉴别

（1）相同点：均能清肺化痰止咳，治肺热咳嗽。

（2）同中之异：

• 马兜铃清降肺气而化痰平喘，故治肺热喘急；枇杷叶兼能润肺而治燥咳。

• 马兜铃性寒味辛，止咳优于枇杷叶；枇杷叶微寒善降肺气，平喘优于马兜铃。

（3）不同点：

• 马兜铃能清泻大肠邪热，亦治痔疮肿痛出血。

• 枇杷叶又能和胃降逆，治胃热呕吐。

三、药 物 配 伍

旋覆花配赭石　旋覆花苦降微温，功善降逆止呕、降气化痰；赭石质重性寒,功善镇潜平肝降逆。两药配伍,寒温并用,降肺胃之逆气力强,治气逆呕恶、喘息效佳。

四、药 理 作 用

1. 半夏　本品有镇咳、镇吐、调节胃肠功能、利胆、抗癌、抗早孕等作用。

2. 桔梗　本品有祛痰、镇咳、抗炎、镇静、镇痛、解热、降血糖、降血脂等作用。

3. 川贝母　本品有镇咳、祛痰、降血压、松弛肠肌、兴奋子宫及升高血糖等作用。

4. 浙贝母　本品有镇咳、祛痰、平喘、降血压、镇静、镇痛、增强离体小肠的收缩和蠕动、兴奋子宫平滑肌等作用。

5. 苦杏仁　本品有镇咳、平喘、缓泻、抗肿瘤、抑制胃蛋白酶活性等作用。

第二十一章
安 神 药

笔记

课前中医基础导入：

1. 安神药的概念 凡以安定神志,治疗心神不宁病证为主要作用的药物,称为安神药。

2. 神的含义 广义上的"神"是指人体整个生命活动及其外在表现;狭义上的"神"是指人的精神意识思维活动。

心藏神:是指心有统帅全身的生理活动和主司精神、意识、思维、情志等心理活动的功能。

本章药物导图：

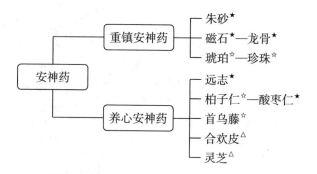

安神药
- 重镇安神药
  - 朱砂★
  - 磁石★—龙骨★
  - 琥珀☆—珍珠☆
- 养心安神药
  - 远志★
  - 柏子仁☆—酸枣仁★
  - 首乌藤☆
  - 合欢皮△
  - 灵芝△

课堂中药分类讲授：

第一节　重镇安神药

药物	性味赋	功效诀	功效与主治	临床应用注意事项
朱砂★	甘寒质重 有毒宜慎	朱砂足赤可镇心 长技尤在可安神 清热解毒疮疡用 火煅妄用断人魂	镇心 安神	心火亢盛之 心悸、失眠、 癫痫等	【用量用法】 1. 入丸散或研末冲服,每次 　0.1~0.5g 2. 外用　适量,随方配制

续表

笔记

药物	性味赋	功效诀	功效与主治		临床应用注意事项
			清热解毒	疮疡肿毒，咽喉肿痛等	【使用注意】 1. 有毒，内服不可过量或持久服用 2. 孕妇和肝功能不良者忌用 3. 只宜生用，忌火煅
磁石★	咸寒质重质重沉降	磁石本是水中精质重能安神不宁平肝潜阳聪耳目纳气定喘归肾根	镇惊安神	心神不宁，失眠，癫痫	【用量用法】 1. 煎服　9~30g；宜打碎先煎 2. 入丸散，每次1~3g 3. 镇惊安神、平肝潜阳宜生用；聪耳明目、纳气定喘宜醋淬后用 4. 必须煅透，否则令人腹痛 【使用注意】 1. 如入丸散，不可多服 2. 脾胃虚弱者慎用
			平肝潜阳	肝阳上亢之头晕目眩、急躁易怒	
			聪耳明目	肾虚之耳鸣耳聋	
			纳气定喘	肾不纳气之虚喘	
龙骨★	甘涩性平质重沉降	此物骸骨历久成如石安神亦镇惊潜阳尤赖平肝力固涩收敛滑脱行	镇惊安神	神不守舍之心悸失眠、惊、痫、狂等	【用量用法】 1. 煎服　15~30g；入汤剂宜先煎 2. 外用　适量，研末掺或调敷 3. 镇惊安神潜阳宜生用；收敛固脱当煅用 【使用注意】 本品收涩性强，有湿热、实邪者忌服
			平肝潜阳	肝阳上亢证	
			收敛固涩	滑脱不禁证	
琥珀☆	甘平质重色红入血	松脂入土久掩埋镇惊安神琥珀来活血散瘀可借力利尿通淋水府开	镇惊安神	惊气扰心之心悸、失眠、惊风、癫痫等	【用量用法】 1. 研末冲服，每次1.5~3g 2. 不入煎剂 【使用注意】 阴虚内热的小便不利及无瘀滞者忌服
			活血散瘀	癥瘕，外阴血肿等	
			利尿通淋	淋证，癃闭等	
珍珠☆	甘咸性寒质重镇怯	世上百珠此物珍明目退翳效如神收敛生肌疮家用安神镇惊入寐深	明目祛翳	目赤翳障，视物不清	【用量用法】 1. 入丸散，每次0.3~1.0g，研细末入丸散 2. 不入煎剂，外用适量 【使用注意】 孕妇不宜服用
			收敛生肌	口内诸疮，疮疡肿毒，溃久不敛	
			镇惊安神	心悸，失眠，惊风，癫狂等	

笔记

第二节　养心安神药

药物	性味赋	功效诀	功效与主治		临床应用注意事项
远志★	辛苦微温 交通心肾	远志药出小草根 坎离交济可安神 祛痰开窍发蒙昧 消散痈肿亦是真	宁心 安神	心肾不交之失眠、烦躁	【用量用法】 1. 内服　3~10g 2. 外用　适量 【使用注意】 1. 阴虚火旺及有实热之证者忌服 2. 生品易致呕恶（呕吐性祛痰药） 3. 木质部易致呕恶，常去心用根皮
			祛痰 开窍	入心经治痰阻心窍之健忘、恍惚，入肺经治痰多咳嗽等	
			消散 痈肿	痈肿疮毒，乳房肿痛	
酸枣仁★	甘酸养阴 性平不燥	安神佳品酸枣仁 养血益肝擅补心 敛汗生津益心液 生用滑肠炒用真	养心 益肝	心肝阴虚，心失所养，神不守舍之怔忡、健忘	【用量用法】 1. 煎服　10~15g，入汤剂应捣碎 2. 研末服每次1.5~3g，治失眠睡前服 【使用注意】 有实邪郁火者不宜服，生用治胆热好眠，炒用治胆虚失眠
			安神	失眠，多梦	
			敛汗 生津	体虚自汗，盗汗	
首乌藤 （夜交藤）☆	味甘性平 又名夜交	首乌藤又夜交名 安神赖得养心能 祛风通络疗痹痛 皮肤瘙痒洗用行	养心 安神	血虚失眠	【用量用法】 1. 煎服　9~15g 2. 外用　适量，煎汤洗
			祛风 通络	风湿痹痛，产后身痛，皮肤瘙痒等	
柏子仁☆	甘平入心 质润多脂	柏子仁善补阴血 虚烦不眠安心神 甘平质润入大肠 肠燥便秘润肠便	养心 安神	心神不宁证	【用量用法】 1. 煎服　3~10g 2. 大便溏者适宜用柏子仁霜代替柏子仁 【使用注意】 便溏及多痰者慎用
			润肠 通便	老年、产后阴血亏虚所致肠燥便秘	
合欢皮△	合欢蠲忿 味甘性平	合欢皮并合欢花 忘忧解郁是一家 安神活血能消肿 莫言世事乱如麻	解郁 安神	情志不遂之失眠、烦躁等	【用量用法】 煎服　6~12g 【使用注意】 孕妇慎用
			活血 消肿	痈肿，外伤肿痛等	
灵芝△	甘平仙草 聚阴之精	人间难得灵芝草 本是安神补虚苗 祛痰止咳有补益 癌肿可用孢子疗	安神 补虚	治心虚健忘、失眠、心悸、胸闷，以及虚劳	【用量用法】 1. 煎服　3~15g 2. 研末服，每次1.5~3g

续表

药物	性味赋	功效诀	功效与主治		临床应用注意事项
		祛痰止咳	痰多咳嗽、虚喘		
		抗肿瘤	化疗、放疗或术后		

国家执业药师（中药学）考点精析：

小单元	细目	要点
一、用知总要	1. 性能主治	（1）安神药的性能功效 （2）安神药的适应范围
	2. 分类	安神药的分类及各类的性能特点
	3. 配伍与使用注意	（1）安神药的配伍方法 （2）安神药的使用注意
二、重镇安神药	1. 朱砂、磁石、龙骨	（1）各药的药性、性能特点 （2）各药的功效、主治病证 （3）各药的用法、使用注意 （4）朱砂、磁石的用量 （5）与各单元功效相似药物的药性、功效及主治病证的异同 （6）磁石配朱砂的意义
	2. 琥珀、珍珠	（1）各药的药性 （2）各药的功效、主治病证 （3）各药的用法、使用注意 （4）珍珠的用量 （5）与各单元功效相似药物的药性、功效及主治病证的异同
三、养心安神药	1. 酸枣仁、远志	（1）各药的药性、性能特点 （2）各药的功效、主治病证 （3）各药的用法、使用注意 （4）与各单元功效相似药物的药性、功效及主治病证的异同 （5）酸枣仁、远志的主要药理作用
	2. 柏子仁、首乌藤	（1）各药的药性 （2）各药的功效、主治病证 （3）各药的用法、使用注意 （4）与各单元功效相似药物的药性、功效及主治病证的异同
	3. 合欢皮	（1）药性、功效 （2）与各单元功效相似药物的药性及功效的异同

一、用知总要

1. 性能主治

（1）性能功效：本类药多入心、肝经。金石贝壳类药，因其质重而具镇心祛怯、安神定志之功；而植物类药多能滋养而具养心安神之功。

（2）适应范围：主要适用于神志不安的病证，症见心悸、失眠、多梦、癫狂、惊痫等。

2. 安神药的分类及各类的性能特点

（1）重镇安神药：多为矿石、贝壳或化石，其质重镇潜，善镇心安神定惊，主治心火炽盛、痰火内扰所致的惊悸失眠、惊痫癫狂；部分药物还具平肝潜阳等功效，可用于肝阳上亢之头晕目眩等证。

（2）养心安神药：多为植物种子或种仁，其甘润滋养，善养心安神，主治心肝血虚、心脾两虚等所致的虚烦不眠、心悸怔忡、健忘多梦等。

3. 配伍与使用注意

（1）配伍方法：应审因施治，适当配伍。如心火亢盛者，配清心泻火药；痰火内扰者，配清热化痰药；心脾气虚者，配健脾补气药；心肝血虚者，配补血养肝药；阴虚火旺者，配滋阴降火药。

（2）使用注意：矿石类安神药易伤脾胃，不宜久服，或配伍健脾养胃药同用；用治失眠，应于临睡前服药。

二、功效相似药组的异同

1. 龙骨与磁石功效主治之鉴别

（1）相同点：均入心、肝经，既能镇惊安神，又能平肝潜阳，常用于心神不宁、惊悸、癫狂及肝阳眩晕等证，同为镇心、平肝之要药。

（2）同中之异：

• 龙骨甘平质重，镇惊安神效良，适用于各种神志失常的疾患。

• 磁石咸寒质重，善益肾阴、镇浮阳而安心神，故尤宜于肾虚肝旺，肝火上炎而扰心神之证。

（3）不同点：

• 龙骨味兼涩，煅用又善收敛固涩，收湿敛疮生肌，为滑脱诸证及湿疮痒疹、疮疡久溃不愈所常用。

• 磁石又善益肾阴而聪耳明目、纳气平喘，为治肝肾亏虚之目暗耳聋及肾虚喘促的佳品。

2. 琥珀与珍珠功效主治之鉴别

（1）相同点：均善镇心定惊安神，可用治心神不宁、心悸失眠，而尤以惊悸、惊风、癫痫多用。

（2）同中之异：

• 琥珀又善活血散瘀，以治瘀血阻滞之经闭痛经、心腹刺痛、癥瘕积聚等证。

• 珍珠又善清肝除翳明目，为治目赤肿痛、翳障胬肉等目疾之良药。

（3）不同点：

• 琥珀尚能利水通淋，亦治淋证、癃闭。

• 珍珠尚善收敛生肌，亦为治疮面久不愈合及疮疡、烂蚀诸证的佳品。

3. 酸枣仁与柏子仁功效主治之鉴别

（1）相同点：养血安神，用于心肝血虚之心悸、失眠、健忘等。

（2）同中之异：

• 柏子仁补心，酸枣仁补肝，作用稍有不同。

• 酸枣仁治失眠优于柏子仁。

• 柏子仁治心悸优于酸枣仁。

（3）不同点：

• 酸枣仁味酸，兼能敛汗，治疗阴虚盗汗。

• 柏子仁质润多油，兼润肠通便，治肠燥便秘。

三、药 物 配 伍

磁石配朱砂　磁石咸寒，功能潜阳安神；朱砂甘寒，功能镇心安神。两药相合，重镇安神力增，善治烦躁不安、心悸失眠等证。

四、药 理 作 用

1. 酸枣仁　本品有镇静、催眠、抗惊厥、镇痛、抗心律失常、改善心肌缺血、降血压、降血脂、促进淋巴细胞转化、抗血小板聚集等作用。

2. 远志　本品有镇静、抗惊厥、祛痰、收缩已孕和未孕子宫、降血压、抗菌、溶血等作用。

21章 习题

第二十二章

平肝息风药

课前中医基础导入：

1. 平肝息风药的概念　凡以平肝潜阳或息风止痉为主要功效，治疗肝阳上亢或肝风内动病证的药物，称为平肝息风药。

2. 外风和内风的区别

类型	病因病机		临床表现
外风	风邪外感，营卫失和，肺气失宣		发热恶风，汗出，脉浮缓
内风	肝风内动	邪热炽盛，煎灼津液，伤及营血，燔灼肝经，热极生风	高热神昏，抽搐，甚则颈项强直，角弓反张
		肝肾阴亏，水不涵木，肝阳升动无制，阳亢化风	眩晕，震颤，或为口眼㖞斜，甚则仆倒，半身不遂
		热病伤阴，久病伤阴，筋脉失于濡养，阴虚风动	筋挛，手足蠕动。伴见阴虚内热症状
		生血不足，失血过多，或瘀积伤营血，肝血不足，筋脉失养，或血不荣络，则血虚生风	肢麻肉瞤，手足拘挛不伸，伴见眩晕眼黑，唇淡面白等血虚症状

3. 风气内动　指因体内阳气亢逆变动或筋脉失养而形成的具有眩晕、抽搐、震颤等"动摇"特征的一类状态。

（1）肝阳化风（肝风内动）：由肝阳上亢发展而成。

（2）热极生风（热甚动风）：见于热性病的极期。

（3）阴虚风动：多见于热性病的后期。

（4）血虚生风：血虚濡养功能失职。

本章药物导图：

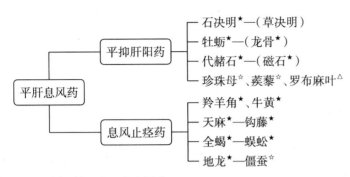

注：龙骨、磁石详见第二十一章安神药。

课堂中药分类讲授：

第一节　平抑肝阳药

药物	性味赋	功效诀	功效与主治		临床应用注意事项
石决明★	味咸性寒介类潜阳	石决明是鲍鱼壳平肝潜阳除烦躁肝火能清目能明煅用制酸止痛妙	平肝潜阳	肝阳上亢之头晕头痛、急躁易怒等	【用量用法】 1. 内服　6~20g；入汤剂应先煎 2. 外用　研末水飞点眼 3. 生用作用较强，煅用药力则缓 【使用注意】 脾胃虚寒者不宜服
			清肝明目	肝火目赤疼痛，视物昏花等	
			煅用制酸止痛	胃痛吐酸	
牡蛎★	味咸收涩微寒质重	牡蛎平肝擅潜阳镇惊安神止痛狂软坚散结消瘰疬煅用收敛固涩肠	平肝潜阳	肝阳上亢证	【用量用法】 1. 内服　9~30g；入汤剂先煎 2. 外用　适量，研末，可作扑粉 3. 益阴潜阳、镇惊安神、软坚散结宜生用；收敛固涩宜煅用 【使用注意】 虚寒证不宜服
			镇惊安神	惊、痫、狂、失眠、心悸等	
			软坚散结	痰核、瘰疬、癥瘕、热去来无定时	
			煅用收敛固涩	滑脱不禁证	
代赭石★	味苦性寒重镇降逆	钉头代赭性情寒平肝潜阳伐上炎降逆止呕重镇力凉血止血补血全	平肝潜阳	用于肝阳上亢证，肝火亢盛惊狂证	【用量用法】 1. 内服　9~30g；入汤剂应先煎 2. 降逆、平肝宜生用，止血宜煅用
			降逆止呕	呕恶，喘息	

药物	性味赋	功效诀	功效与主治		临床应用注意事项
			煅用凉血止血	吐衄下血	【使用注意】本品苦寒重坠,故寒证及孕妇慎用
			补血	缺铁性贫血	
蒺藜☆	辛苦微温轻扬疏散	刺白蒺藜主入肝亢阳能潜郁能宽祛风明目能止痒瘙痒白癜俱赖痊	平肝潜阳	肝阳上亢证	【用量用法】内服 6~10g 【使用注意】气血虚弱者及孕妇慎用
			疏肝解郁	胁痛,乳汁不下,癥瘕等	
			祛风明目	风热上攻之目赤肿痛等	
			祛风止痒	皮肤瘙痒,白癜风等	
珍珠母☆	甘咸性凉质重镇怯	珍珠母出珍珠贝平肝潜阳药一味明目清肝镇心神煅用能止泛酸胃	平肝潜阳	肝阳上亢证	【用量用法】一般用量15~30g,先煎 【使用注意】孕妇慎用
			清肝明目	肝热目疾	
			镇心安神	惊痫狂等	
			煅用制酸止痛	胃痛吐酸	
罗布麻叶△	辛苦性凉清扬利水	罗布麻叶不寻常平肝能抑上亢阳清热利尿通水道高血压病代茶尝	平抑肝阳,清热利尿	用于肝阳上亢型高血压病	【用量用法】煎服或开水泡服,6~12g 【使用注意】不宜过量或长期服用,以免中毒

第二节 息风止痉药

药物	性味赋	功效诀	功效与主治		临床应用注意事项
羚羊角*	咸寒质重惊痫要药	羚羊角擅息肝风木火能清目能明清热解毒疗温病壮热发斑药到灵	平肝息风	热极生风证(高热、抽搐),肝阳上亢证	【用量用法】1. 内服 1~3g,宜单煎 2. 锉末或磨汁冲服,每次0.3~0.6g 【使用注意】为泻火散邪之品,无火热之证者忌服
			清肝明目	肝火目赤肿痛	
			清热解毒	温病壮热发斑,皮肤瘙痒等	

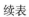

续表

药物	性味赋	功效诀	功效与主治		临床应用注意事项
牛黄★	凉入心肝 苦而清热	牛黄一药自是珍 息风止痉可安神 豁痰开窍有神力 清热解毒内外真	豁痰 开窍	中风、癫痫等痰热蒙蔽心包之神昏、口噤、喉中痰鸣等	【用量用法】 入丸散，每次0.15~0.35g 【使用注意】 孕妇慎服
			清热 解毒	善清上焦热毒，以及痈肿疮毒等	
天麻★	甘润息风 性平不烈	赤箭天麻向天高 息风止痉已动摇 平抑肝阳头眩定 祛风通络效用高	息风 止痉	内风之头晕目眩、肌肉抽动、惊痫抽搐、半身不遂等	【用量用法】 内服 3~10g
			平抑 肝阳	善治诸头晕	
			祛风 通络	祛外风，通经络	
地龙★	味咸性寒 下行主通	地龙药在土中生 咸寒清热擅息风 痹病赖之通经络 平喘利尿上下行	清热 息风	治热极生风证，癫痫；亦治小儿惊风高热、惊厥抽搐	【用量用法】 内服 5~10g；研末吞服每次3~4g 【使用注意】 本品咸寒能伤脾胃，故无实热及脾胃虚弱者忌服
			通络	半身不遂，风湿热痹证	
			平喘	肺热哮喘	
			利尿	热淋，小便不利等	
全蝎★	甘辛性平 有毒力强	息风止痉药全虫 解毒散结气力雄 血肉之品有毒性 通络止痛擅搜风	息风 止痉	治风圣品，用于多种风证	【用量用法】 1. 内服 全蝎3~6g；蝎尾1~2g 2. 入丸散酌减 3. 蝎尾功效较全蝎为胜 【使用注意】 本品有毒，虚证及孕妇慎用
			解毒 散结	痰核，疮毒等	
			通络 止痛	顽痹，顽固性头痛等	
钩藤★	甘凉清热 质轻兼透	钩藤甘凉平肝阳 入煎后下要记牢 头痛眩晕清肝热 息风止痉肝风消	息风 止痉	肝风内动，痉挛抽搐	【用量用法】 1. 煎服 3~12g 2. 其有效成分钩藤碱加热易被破坏，故需后下，不宜久煎，一般不超过15分钟
			清热 平肝	肝阳上亢，头痛眩晕	
蜈蚣★	辛温有毒 走窜搜剔	蜈蚣走窜入肝经 功同全蝎力更猛 息风止痉防抽搐 通络止痛散毒结	息风 止痉	息风止痉要药，可治多种原因所致的痉挛抽搐	【用量用法】 1. 煎服 3~5g 2. 研末冲服 每次0.6~1g 3. 外用 适量

续表

药物	性味赋	功效诀	功效与主治		临床应用注意事项
			攻毒散结	疮疡肿毒，瘰疬痰核	**【使用注意】** 1. 孕妇忌服，血虚生风者慎服 2. 本品有毒，用量不宜过大，大剂量会导致心肌麻痹并抑制呼吸中枢
			通络止痛	风湿顽癣，口眼㖞斜	
僵蚕☆	辛散咸软性平质轻	白僵蚕，气味腥息内风，止挛痉风热上攻力可平化痰散结止痛能	息风止痉	内风如中风口眼㖞斜，外风如风疹瘙痒	**【用量用法】** 内服　5~10g；研末吞服每次1~2g **【使用注意】** 本品一般多制用，散风热宜生用
			祛风止痛	风热上攻之头痛、目赤、咽痛等	
			化痰散结	痰核、瘰疬等	

国家执业药师（中药学）考点精析：

小单元	细目	要点
一、用知总要	1. 性能主治	（1）平肝息风药的性能功效 （2）平肝息风药的适应范围
	2. 分类	平肝息风药的分类及各类的性能特点
	3. 配伍与使用注意	（1）平肝息风药的配伍方法 （2）平肝息风药的使用注意
二、平抑肝阳药	1. 石决明、牡蛎、代赭石	（1）各药的药性、性能特点 （2）各药的功效、主治病证 （3）各药的用法、使用注意 （4）与各单元功效相似药物的药性、功效及主治病证的异同
	2. 珍珠母、蒺藜	（1）各药的药性 （2）各药的功效、主治病证 （3）各药的用法、使用注意 （4）与各单元功效相似药物的药性、功效及主治病证的异同
	3. 罗布麻叶	（1）药性、功效、用法 （2）与各单元功效相似药物的药性及功效的异同
三、息风止痉药	1. 羚羊角、钩藤、天麻、全蝎、蜈蚣、地龙	（1）各药的药性、性能特点 （2）各药的功效、主治病证 （3）各药的用法、使用注意 （4）全蝎、蜈蚣的用量

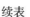

续表

小单元	细目	要点
		（5）与各单元功效相似药物的药性、功效及主治病证的异同 （6）羚羊角、钩藤、天麻、地龙的主要药理作用
	2. 僵蚕	（1）药性、功效、主治病证、用法、使用注意 （2）与各单元功效相似药物的药性、功效及主治病证的异同

一、用知总要

1. 性能主治

（1）性能功效：本类药皆入肝经，多为介类或虫类药，古有介类潜阳、虫类搜风之说。具有平肝潜阳、息风止痉、镇惊安神等作用。

（2）适应范围：主要适用于肝阳上亢之头晕目眩、肝风内动、癫痫抽搐、小儿惊风、破伤风等证。

2. 平肝息风药的分类及各类的性能特点

（1）平抑肝阳药：药性多寒凉，多数为矿石介类药，少数植物类药。前者因质重而功主平肝潜阳，后者虽质轻但却功主平抑肝阳，且兼能镇惊安神、清肝明目，主治肝阳上亢之头晕目眩等。

（2）息风止痉药：药性寒温不一，多为虫类药，且具毒性，功主息风止痉，兼化痰解毒、通络止痛，主治肝风内动、癫痫抽搐及破伤风等证。

3. 配伍与使用注意

（1）配伍方法：临床应用时，因肝阳上亢每兼肝热，故须与清泻肝热药同用；热极生风者，当伍清热泻火药；阴虚血少，肝失所养，以致肝风内动或肝阳上亢者，应配滋肾养阴、补肝养血之品；兼见神志不安或神昏者，配以安神药或开窍药。

（2）使用注意：药性寒凉之品，脾虚慢惊者忌用；药性温燥之品，阴虚血亏者慎用。

二、功效相似药组的异同

1. 石决明与草决明功效主治之鉴别

（1）相同点：二者都能清肝明目、平肝潜阳。

（2）同中之异：

• 石决明潜阳优于草决明。

• 草决明清肝优于石决明。

（3）不同点：

• 草决明又能润肠通便，多炒用。

• 石决明煅用又能制酸止痛。

2. 龙骨与牡蛎功效主治之鉴别

（1）相同点：镇惊安神、平肝潜阳、收敛固涩，用于惊悸失眠、急躁易怒、头晕耳鸣、自汗盗汗、遗精泄泻等,先煎。

（2）同中之异：

• 龙骨主入心经,镇惊安神、收敛固涩优于牡蛎。

• 牡蛎主入肝经,平肝潜阳优于龙骨。

（3）不同点：牡蛎味咸,软坚散结,治疗瘰疬、痰核等为龙骨之不备。

3. 代赭石与磁石功效主治之鉴别

（1）相同点：均为矿石类药物,有质重沉降之性,入肝经,有平肝潜阳之效,用治肝阳上亢头晕目眩之证。

（2）同中之异：

• 磁石入心经,善镇惊安神,主治惊悸、失眠、心神不宁。

• 代赭石主入肝经,为平肝潜阳之佳品,主治肝阳眩晕。

（3）不同点：

• 磁石又入肾以益肾阴而聪耳明目、纳气平喘,治疗肝肾阴虚之耳鸣、耳聋、目暗不明及肾虚喘促。

• 代赭石入心肝血分以凉血止血,可治血热吐血、衄血、崩漏下血等证。又善降逆气,降胃气而止呕、止呃、止噫,降肺气而止喘,故又常用治呕吐、呃逆、噫气及气逆喘息之患。

4. 天麻与钩藤功效主治之鉴别

（1）相同点：息风止痉、平肝潜阳,治疗肝风内动之抽搐痉挛、半身不遂等,肝阳上亢之头晕头痛等（高血压）。

（2）同中之异：

• 天麻息风用于诸内风证；钩藤长于治肝阳化风证。

• 天麻治头晕,虚实咸宜；钩藤长于治肝火上攻之头晕头痛。

（3）不同点：天麻又能祛风通络,治疗痹证；钩藤降血压不宜久煎（不超过15分钟）。

5. 全蝎与蜈蚣功效主治之鉴别

（1）相同点：均能息风止痉、解毒散结、通络止痛,主治半身不遂、口眼㖞斜、破伤风、疮疡肿毒、关节痹痛等,孕妇慎服。

（2）同中之异：

• 全蝎息风止痉优于蜈蚣。

• 蜈蚣解毒散结优于全蝎,善治疮疡肿毒。

（3）不同点：蜈蚣性温,又能壮阳,治疗肾虚阳痿等。

6. 地龙与僵蚕功效主治之鉴别

（1）相同点：地龙清热定惊,僵蚕祛风解痉,二药均可止痉,但药力不强,只可用于抽搐瘛疭的轻证。

（2）不同点：

• 地龙有平喘、通络、利尿作用。

• 僵蚕有化痰、散结、消肿的功效。

三、药　物　配　伍

1. 石决明配菊花　石决明味咸性寒质重,既平肝潜阳,又清肝明目;菊花苦寒,清香质轻,能清泄肝热,兼养肝阴。两药合用,尤能清肝明目,多用于肝火上攻之目赤肿痛、羞明多泪、翳膜遮睛、视物昏花。方如石决明散。

2. 石决明配黄连　石决明清肝火、明目退翳;黄连苦寒清热。两药配伍,清肝泻火,重在祛邪,可治疗肝经实火上攻之目赤肿痛。方如黄连羊肝丸。

3. 石决明配熟地黄　石决明平肝兼养肝阴;熟地黄滋生阴液。两药配伍,养阴平肝,标本兼顾,对肝肾阴虚、肝阳眩晕及肝虚血少、目涩昏暗尤为适宜,亦治邪热灼阴之筋脉拘急、手足蠕动、头目眩晕之症。方如阿胶鸡子黄汤。

4. 牡蛎配玄参　牡蛎软坚散结;玄参咸寒,泻火解毒。两药配伍,可加强软坚散结之功,用治痰火郁结之痰核、瘰疬、瘿瘤及气滞血瘀的癥瘕积聚。方如消瘰丸。

5. 牡蛎配黄芪　牡蛎长于收敛固涩而止汗;黄芪甘温补中,补气升阳,实腠理而止出汗,有固表止汗之功。两药相配,补敛结合,标本同治,共奏益气敛阴、固表止汗之功,用于气阴不足之自汗、盗汗等。方如牡蛎散。

6. 赭石配怀牛膝　赭石镇潜肝阳,善清肝火;怀牛膝味苦善泄降,可导热下行,以降上炎之火。两药配伍,镇潜泄降,善治肝阳上亢之头晕目眩。方如镇肝熄风汤。

7. 羚羊角配钩藤　羚羊角息风止痉、清泄肝热、清热解毒,为治惊痫抽搐之要药,尤宜于热极生风所致者;钩藤性凉,轻清透达,长于清热息风,为治肝风内动、惊痫抽搐之常用药。两药相须,可增强清肝热、息肝风、平肝阳之功,用于温热病热邪炽盛之高热、烦躁、神昏及惊厥抽搐等。方如羚角钩藤汤。

8. 羚羊角配决明子　羚羊角清泻肝火而明目;决明子功善清肝明目。两药配伍,可用治肝火上炎之头痛、目赤肿痛、羞明流泪。方如羚羊角散。

9. 羚羊角配石膏　羚羊角味咸入血,性寒清热,善能清热凉血解毒;石膏辛甘大寒,长于清热泻火、除烦止渴。两药配伍,气血双清、凉血解毒,用于温语躁狂,甚或抽搐、热毒斑疹。方如紫雪丹。

10. 天麻配人参　天麻息风止痉,味甘质润,药性平和;人参补益脾气。两药配伍用治小儿脾虚之慢惊风。方如醒脾散。

11. 天麻配川芎　天麻甘平质润,专入肝经,其味甘以缓肝之急,为息风要药,善治肝虚风动之眩晕头痛;川芎辛温走窜,走而不守,为血中气药,善祛风止痛。两药配伍,具有良好的平肝息风、治晕止痛之功,多用于头风攻注、偏正头痛、头晕欲倒等虚风上扰之症。方如天麻丸。

12. 钩藤配白芍　钩藤甘凉,平肝之力较强,并能清热息风;白芍苦酸微寒,入肝经,柔肝平肝,具有养肝体、敛肝气、平肝阳之功。两药合用,钩藤偏治肝旺之标，白芍偏治肝虚之本，标本兼顾，多用于肝阴肝血不足、肝体失养、肝阳偏亢所致的头痛眩晕、急躁易怒、失眠多梦等。方如羚角钩藤汤。

13. 钩藤配天麻　钩藤轻清微寒，长于清肝热、息肝风，多用于肝热肝风所致的惊痫抽搐等；天麻甘平柔润，息风止痉力强，尤长于平肝息风，宜用于虚风内动、风痰上扰所致的眩晕、四肢麻木、抽搐等。两药相须为用，平肝息风之力倍增，多用于肝风内动、风痰上扰之头痛眩晕、手足麻木等。方如天麻钩藤饮。

14. 全蝎配钩藤　全蝎味辛，入肝经，性善走窜，功专息风止痉、通络止痛；钩藤甘寒，入肝、心包经，有清热平肝、息风止痉之功。两药合用，具有较强的平肝息风、通络止痛之功。用于肝风内动之惊痫抽搐，中风后遗症引起的半身不遂，肝阳、肝风引起的顽固性头痛等。方如钩藤饮子。

15. 全蝎配蝉蜕　全蝎辛平有毒，有良好的息风止痉作用；蝉蜕味咸性寒，既能疏散风热以祛外风，又可定搐止痉以息内风。两药合用，常用以治疗肝风内动之惊痫抽搐、小儿惊风及破伤风等症。方如蝉蝎散、五虎追风散。

16. 蜈蚣配全蝎　蜈蚣辛温有毒，性善走窜，通达内外，搜风定搐力强，对于四肢痉挛、颈项强直、角弓反张等疗效较好；全蝎息风力强既平肝息风，又搜风通络，对于抽搐频作、手足颤抖、舌强语謇等疗效较好。两药同入肝经，相须配伍，用于各种原因引起的惊风、痉挛抽搐之症。方如止痉散。

17. 蜈蚣配钩藤　蜈蚣善于息风止痉、攻毒散结、通络止痛；钩藤善于息风止痉、清热平肝。两药配伍，同入肝经，可增强息风止痉、通络止痛功效，适用于肝风内动之痉挛抽搐、中风、半身不遂及顽固性头痛等。

18. 地龙配僵蚕　地龙咸寒，既清热息风定惊，又通络止痛，兼以平喘；僵蚕辛咸，长于息风化痰而止痉祛风止痛，既可祛外风，又可息内风。两药相伍，息风止痉、化痰平喘、通络止痛之力增强，多用于风痰阻络、瘀滞头痛、高热惊风抽搐及痰热内阻之咳。

19. 地龙配川乌　地龙性寒善走窜，长于通行经络；川乌药性温热，祛风除湿、散寒止痛。两药配伍，相反相成，祛风通络、除湿止痛，适用于风寒湿痹症见肢体关节麻木、疼痛尤甚，屈伸不利。方如小活络丹。

20. 牛黄配珍珠　牛黄苦凉，功能清热解毒、息风止痉、化痰开窍；珍珠咸寒，功能镇心定惊、清肝除翳、收敛生肌。两药相合，治咽喉肿烂、口舌生疮，有清热解毒生肌之效；治痰热神昏、中风痰迷，有清心凉肝、化痰开窍之功。

四、药理作用

1. 羚羊角　本品有镇静、抗惊厥、解热、降血压等作用。

2. 钩藤　本品有镇静、降血压，解除支气管、肠及子宫平滑肌的痉挛，抑制血小板聚集等作用。

3. 天麻　本品有镇静、抗惊厥、降血压、抗心肌缺血、抗心律失常、抑制血小板聚集、镇痛、抗炎、增强大鼠学习记忆、增强细胞和体液免疫功能等作用。

4. 地龙 本品有镇静、抗惊厥、解热、平喘、降血压、延长血小板血栓和纤维蛋白血栓形成时间等作用。

第二十三章

开窍药

课前中医基础导入：

1. **开窍药的概念**　凡具辛香走窜之性,以开窍醒神为主要作用,治疗闭证神昏的药物,称为开窍药,又名芳香开窍药。

2. **心主神志**

（1）中医将现代医学中脑的功能归属于心,而分属于五脏。

（2）精神意识思维活动的调节是以心、脑为主的,多脏腑相互协调的共同作用。

3. **心藏神功能失调**　如果心主神志的生理功能异常,不仅可以出现精神意识思维活动的异常,如失眠、多梦、神志不宁,甚则昏迷、不省人事等,而且还可以影响其他脏腑的功能活动,如四肢抽搐（肝）、口吐涎沫（脾）、口中如作猪羊叫声（肺）及二便失禁（肾）等。

本章药物导图：

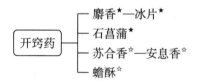

开窍药 {
麝香*—冰片*
石菖蒲*
苏合香☆—安息香☆
蟾酥☆
}

课堂中药分类讲授：

药物	性味赋	功效诀	功效与主治		临床应用注意事项
麝香*	辛散温通 芳香走窜	好麝香是当门子 开窍醒神救闭使 活血通经走窜速 止痛催产须记之	开窍醒神	诸闭证,无论寒闭、热闭,用之皆效,如热病神昏,中风痰厥,气郁暴厥,中恶昏迷	**【用量用法】** 1. 内服　0.03~0.1g,多入丸散;不宜入煎剂 2. 外用　适量,研末入膏药中敷贴

续表

药物	性味赋	功效诀	功效与主治		临床应用注意事项
			活血通经	血瘀经闭,癥瘕,胸痹心痛,心腹暴痛,跌扑伤痛,痹痛麻木,难产死胎	**【使用注意】** 孕妇禁用
			消肿止痛	痈肿,瘰疬,咽喉肿痛	
冰片★	辛苦微寒凉开之剂	冰片清凉可开窍透达醒神热闭疗清热可止诸般痛耗散之品用须巧	开窍醒神	热闭昏迷	**【用量用法】** 内服 0.15~0.3g,入丸散用。外用研粉点敷患处 **【使用注意】** 孕妇慎用 **【来源】** 冰片(合成龙脑)是由松节油、樟脑等经化学方法合成结晶;天然冰片(右旋龙脑)则由樟科植物樟的新鲜枝叶提取加工而成
			清热止痛	牙痛咽痛,心腹疼痛,肝癌肿痛	
石菖蒲★	辛苦温通芳香走窜	开窍醒神石菖蒲宁心安神力不输化湿和胃中焦畅祛风能将痹痛除	开窍醒神	开心窍治疗痰热蒙蔽心窍之高热、神昏、癫痫;开耳目之窍治疗耳鸣耳聋、视物不清等	**【用量用法】** 1. 内服 3~10g,鲜品加倍 2. 外用 适量,研末敷患处或煎汤洗 **【使用注意】** 凡阴亏血虚及精滑多汗者,均不宜服 **【合理选药】** 1. 除痰开窍可用九节菖蒲 2. 热病神昏当用鲜菖蒲 3. 去湿开胃宜用石菖蒲
			宁心安神	痰浊扰心之心悸、健忘、失眠等	
			化湿和胃	湿阻证,噤口痢等	
			祛风除湿	风湿痹痛	
苏合香☆	芳香辛散温通开郁	开窍醒神苏合香芳香辛散秽浊消散寒止痛止腹痛不入煎剂要记牢	开窍辟秽	寒闭神昏	**【用量用法】** 内服 0.3~1g,宜入丸散,不入煎剂 **【使用注意】** 本品辛香温燥,故阴虚火旺者慎服
			散寒止痛	胸痹痛,脘腹冷痛	
安息香☆	辛香苦泄性平不偏	通闭开窍安息香辛香苦泄辟秽浊行气活血止瘀痛性平不偏寒热宜	开窍醒神	闭证神昏	**【用量用法】** 内服 0.6~1.5g,宜入丸散 **【使用注意】** 本品辛香苦燥,故阴虚火旺者慎服
			行气活血,止痛	心腹冷痛,产后血瘀以及小儿腹痛等	

笔记

续表

药物	性味赋	功效诀	功效与主治		临床应用注意事项
蟾酥☆	辛散温通以毒攻毒	蟾酥药从蟾蜍来能辟秽浊把窍开解毒止痛疗恶疮刺激之品记心怀	开窍心神	感受秽浊之气之神昏、腹胀腹痛等	【用量用法】1. 内服　入丸散，每次0.015~0.03g　2. 外用　适量 【使用注意】1. 本品有毒，内服切勿过量；外用不可入目　2. 孕妇忌用
			解毒止痛	恶疮，咽喉肿痛等	

国家执业药师(中药学)考点精析：

小单元	细目	要点
一、用知总要	1. 性能主治	(1)开窍药的性能功效 (2)开窍药的适应范围
	2. 配伍与使用注意	(1)开窍药的配伍方法 (2)开窍药的使用注意
二、常用中药	1. 麝香、冰片、石菖蒲	(1)各药的药性、性能特点 (2)各药的功效、主治病证 (3)各药的用法、使用注意 (4)麝香、冰片的用量 (5)与各单元功效相似药物的药性、功效及主治病证的异同 (6)麝香、石菖蒲的主要药理作用 (7)冰片的来源
	2. 苏合香、安息香	(1)各药的药性 (2)各药的功效 (3)各药的用量用法 (4)与各单元功效相似药物的药性及功效的异同

一、用知总要

1. 性能主治

（1）性能功效：本类药辛香行散，性善走窜，主入心经，功能通闭开窍、苏醒神志。

（2）适应范围：主要适用于热陷心包或痰浊阻蔽所致的神昏谵语，以及惊痫、中风等病出现的突然昏厥之症。

2. 配伍与使用注意

（1）配伍方法：神志昏迷有虚实之分，实者即闭证，治当开窍醒神；虚者即脱证，治当回阳救逆、益气固脱。闭证又有寒热之分，寒闭者面青身凉、苔白脉迟,当选用温开药,并配伍温里散寒药同用;热闭者面赤身热、苔黄脉数,当选用凉开药,并配伍清热解毒药同用;若为神昏闭证又兼惊痫抽搐者,则须配息风止痉药等同用。

(2)使用注意:①本类药只适用于神昏闭证,一般不用于神昏脱证;②本类药为救急、治标之品,只宜暂用,不宜久服,以免耗泄元气;③本类药大多辛香,易于挥发,故内服多入丸散,仅个别能入煎剂。

二、功效相似药组的异同

1. 麝香与冰片功效主治之鉴别

(1)相同点:均善开窍醒神,两者常相须为用,以治闭证神昏之证。

(2)同中之异:

- 麝香性温、气极香,有极强的开窍醒神作用,为醒神回苏之要药,既宜用治寒闭神昏,又宜用治热闭神昏。
- 冰片开窍醒神之力不及麝香,且味苦性微寒,故更宜用治热闭神昏。

(3)不同点:

- 麝香又善活血通经、止痛、催产,常用治血瘀经闭、癥瘕、跌打损伤、痹证疼痛以及难产、死胎、胞衣不下等证;还能活血散肿止痛而治疗疮疡肿痛、咽喉肿痛。
- 冰片且善清热解毒止痛,为治疗火热目赤肿痛、喉痹、口疮及热毒疮疡肿痛、溃后不敛等证之良药。

2. 苏合香与安息香功效主治之鉴别

(1)相同点:均为树脂类药,气芳香,功能开窍醒神、辟秽止痛,治疗闭证昏迷、胸腹疼痛等,皆宜作丸散剂。

(2)同中之异:

- 开窍醒神方面:苏合香性温,主治寒闭证;安息香性平,寒闭热闭皆宜。
- 辟秽止痛方面:苏合香治疗寒凝、痰阻、血瘀之胸痛见长;安息香治疗气滞血瘀之心腹疼痛见长。

三、药 物 配 伍

1. 麝香配牛黄 麝香辛香之气浓烈,为醒神回苏之要药;牛黄苦凉,能清心解毒、化痰开窍。两药配伍,用治温热病邪热内陷心包或痰热蒙蔽心窍所致的神昏谵语、高热烦躁等症。方如安宫牛黄丸。

2. 麝香配肉桂 麝香辛温,气香芳烈,性善走窜,力达胞宫,有催生下胎之力;肉桂辛热性悍,入血分,有通血脉、补元阳之功。两药配伍,能增强催生下胎或破血堕胎的作用,用于难产、胎死胞宫或胞衣滞留难下。方如香桂散。

3. 冰片配郁金 冰片开窍醒神;郁金凉血活血、行气化瘀。两药合用,临床用于神昏、癫痫等。方如安宫牛黄丸。

4. 冰片配天南星 冰片辛香浓烈,性善走窜,能升能散,具有通窍开闭之功;天南星辛散,走而不守,善祛经络风痰。两药相使为用,共奏醒脑开窍、祛风开闭之功,临床用于中风痰厥、惊痫等出现的神志昏迷、牙关紧闭等症。

5. 石菖蒲配郁金 石菖蒲辛温芳香,善于开通心窍、除痰;郁金辛苦性寒,功善清心热而开心窍,祛瘀血而化痰浊。两药合用增强了芳化湿浊、醒脑开窍之力,多用治湿温病热入心包或痰湿蒙蔽清窍所致的神志不清、癫痫、心悸、耳鸣、健忘等。方如菖蒲郁金汤。

6. 石菖蒲配萆薢 石菖蒲辛温,芳香化湿、宣壅开窍;萆薢味苦性微寒,利湿而能分别清浊。两药宣化与渗利并用,上下分消,相得益彰,可增强化浊之力,以专治尿浊见长,用于尿液混浊、膏淋等。

四、药理作用

1. 麝香 本品对中枢神经系统有兴奋与镇静的双重作用,能扩张冠状动脉、降低心肌耗氧、增强心脏收缩、抗炎、兴奋子宫、抗肿瘤、抗溃疡、抗菌,还有雄激素样作用等。

2. 石菖蒲 本品有镇静、催眠、抗惊厥、增智、解痉、抗心律失常、解除胃肠平滑肌痉挛、促进消化液分泌、降血脂及抑制皮肤真菌等作用。

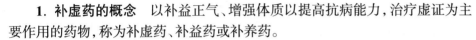

第二十四章

补 虚 药

课前中医基础导入：

1. **补虚药的概念**　以补益正气、增强体质以提高抗病能力,治疗虚证为主要作用的药物,称为补虚药、补益药或补养药。

2. **虚证**

含义	主要指正气不足,以正气虚损为矛盾主要方面的一种病理状态
形成	先天禀赋不足、病后亏虚、多种慢性病耗损、邪气损害等
特点	精、气、血、津液亏少和功能衰弱以及脏腑经络功能减退,使机体抵抗能力低下,正邪斗争不剧烈的一系列虚弱、不足的证候
表现	体质虚弱,神疲乏力,声低气微,自汗,盗汗,疼痛喜按,二便失禁,五心烦热,畏寒肢冷,脉虚无力等

本章药物导图：

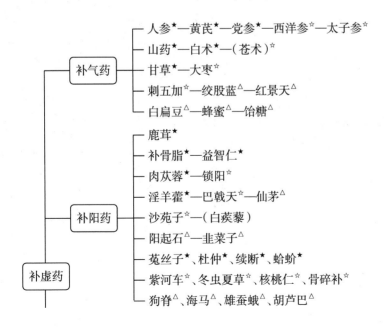

笔记

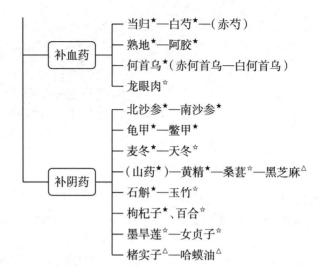

注：苍术详见第十二章化湿药；白蒺藜详见第二十二章平肝息风药；赤芍详见第九章清热药。

课堂中药分类讲授：

第一节　补　气　药

药物	性味赋	功效诀	功效与主治		临床应用注意事项
人参*	味甘善补 微苦微温	人参本是大补元 补脾益肺把虚填 生津止渴安神志 祛邪全赖补气全	大补 元气	元气欲脱证,亡阳证,气随血脱证	**【用量用法】** 1. 内服 3~9g,宜文火另煎,将参汁加入其他药汁内饮服 2. 研末吞服每次2g,日服2次 3. 如挽救虚脱,当用大量15~30g,煎汁分数次灌服 **【使用注意】** 1. 阴虚阳亢、骨蒸潮热、血热吐衄、肝阳上亢、目赤头晕、肺有实热或痰气壅滞的咳嗽,以及一切火郁内实之证均忌服 2. 反藜芦,畏五灵脂,恶皂荚,均忌同用 3. 服人参,防其太热助火,可配生地黄、天冬等凉润药;防其碍气作胀,可配陈皮、砂仁等理气药
			补脾 益肺	脾气亏虚证,肺气不足证,肾虚咳喘证;兼治心气虚	
			生津 止渴	热病气虚津伤口渴证,消渴证	
			安神 益智	气血不足,心神不安证	
			补气 祛邪	气虚外感表证	

续表

药物	性味赋	功效诀	功效与主治		临床应用注意事项
					4. 服人参不宜喝茶和吃萝卜,以免影响药力 5. 服人参腹胀者,用莱菔子煎汤服可解
黄芪★	味甘微温 补而兼升	黄芪药是补气魁 升阳固表可益卫 利水消肿因气转 托疮生肌阴证回	补气升阳	脾胃气虚证,气虚下陷证,气不行血证,气不摄血证,气不生津证,气虚发热证,气虚血瘀之半身不遂证	【用量用法】 1. 内服　9~30g,大量30~60g 2. 补气升阳宜蜜炙用,其他则宜生用 【使用注意】 1. 升阳之品易伤头,阳亢者慎用 2. 极滞胃,脾胃不宽者慎用 3. 易滞气,气实善怒者慎用 4. 妊娠后期慎用
			益卫固表	肺气虚证,表虚自汗证,气虚感冒证	
			利水消肿	气虚水肿	
			托疮生肌	虚证疮疡	
白术★	甘温苦燥 补而兼动	白术补气健中土 燥湿利水痰饮除 固表可止气虚汗 胎动不安赖之固	补气健脾	脾虚湿盛证,脾虚食积证	【用量用法】 内服　6~12g 【使用注意】 1. 本品燥湿伤阴,故只适用于中虚有湿之证;如属阴虚内热或津液亏耗,燥渴、便秘者,均不宜服 2. 气滞胀闷者忌用 【炮制品】 1. 燥湿利水生用 2. 补气健脾炒用 3. 健脾止泻炒焦用
			燥湿利水	痰饮者,水肿者	
			固表止汗	气虚自汗,气虚感冒等	
			安胎	各种胎动不安之证	
山药★	甘平力缓 补而兼涩	怀山药能益气阴 擅补三阴水土金 固精止带有奇效 药食常用保安身	益气养阴	肺气虚证,肺阴虚证	【用量用法】 1. 内服　15~30g,大剂量60~250g;研末吞服,每次6~10g 2. 补阴生津宜生用,健脾止泻宜炒用 【使用注意】 本品养阴能助湿,故湿盛中满或有积滞者不宜单独用
			补脾肺肾	脾胃气虚证,胃阴不足证(消渴)	
			固精止带	肾气虚证(尿频),肾阴虚证	

药物	性味赋	功效诀	功效与主治		临床应用注意事项
党参★	味甘性平 补而兼守	党参道地出上党 补中益气此药良 生津养血力不逊 药食两用百家尝	补中 益气	脾胃气虚证,肺气虚证,气虚感冒	【用量用法】 1. 内服 9~30g 2. 如代替人参,可用人参量的4倍 【使用注意】 1. 气滞、肝火盛者忌用 2. 邪盛而正不虚者不宜 3. 党参对虚寒证最为适用,如属实证、热证不宜单独应用
			生津 养血	气津两亏证,气血两虚证	
甘草★	味甘性平 善和百药	甘草百药拜国老 益气补中健脾好 祛痰止咳缓急痛 清热解毒生用巧 调和药性得平正 相须为用配大枣	益气 补中	脾气虚证,心气虚证	【用量用法】 内服 2~10g 【使用注意】 1. 甘缓壅气,能令人中满,故湿盛而胸腹胀满及呕吐者忌服 2. 反大戟、芫花、甘遂、海藻,均忌同用 3. 久服较大剂量甘草,易引起水肿,使用也当注意 【炮制品】 1. 清火宜生用 2. 补中宜炙用 3. 尿道疾病可用甘草梢
			祛痰 止咳	治咳嗽,有痰无痰、偏寒偏热、新久皆宜	
			缓急 止痛	缓解脘腹疼痛,缓解四肢拘挛疼痛	
			清热 解毒	解疮毒,解内科热毒、解食物毒,解药物毒,解农药毒,解重金属毒等	
			调和 药性	缓和硝、黄等药性,使之泻不伤正;缓和芩、连等药性,使之寒不伤阳;缓和姜、附等药性,使之热不伤阴;缓和参、芪等药性,使之补力持久	
大枣☆	甘温补气 色红养血	大枣药食两用能 健脾益气擅补中 养血安神心经入 药性得缓中焦平	补中 益气	用于脾虚食少便溏、倦怠乏力之证	【用量用法】 内服 6~15g(2~5枚),掰开煎汤服;或去皮核捣烂为丸服 【使用注意】 本品助湿生热,令人中满,故湿盛脘腹胀满、食积、虫积、龋齿作痛,以及痰热咳嗽者均忌服
			养血 安神	用于血虚萎黄、妇女脏躁、神志不安之证	
			缓和 药性	用于药性峻烈方药中,缓解大戟、芫花、甘遂之峻下与毒性	
太子参☆	甘平微苦 补气力缓	太子参是孩儿参 气阴双补肺脾经 本性和缓渐着力 补气生津慢养人	补气 生津	用于气阴两虚而不受温补者、不受峻补者	【用量用法】 内服 10~30g 【使用注意】 邪实正不虚者慎用

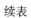

续表

药物	性味赋	功效诀	功效与主治		临床应用注意事项
西洋参☆	苦寒微甘补中兼清	西洋参渡大洋来性与人参略偏乖补气养阴一模样清火生津是良材	补气养阴	气阴两虚之证	【用量用法】内服 3~6g,另煎兑服【使用注意】1. 中阳衰微,胃有寒湿者忌服2. 忌铁器及火炒3. 反藜芦
			清火生津	热伤气阴之气短乏力、口渴等	
刺五加☆	甘补辛散苦泄温通	补气健脾刺五加脾肺气虚就用它益肾强腰心神养活血通络痹痛消	补气健脾	脾肺气虚证,适宜于脾肺气虚、体倦乏力、食欲缺乏	【用量用法】内服 煎汤,9~27g;或浸酒,或入丸散【使用注意】本品甘苦辛温,能伤阴助火,故阴虚火旺者慎服
			益肾强腰	肺肾两虚证,适宜于肺肾两虚、久咳虚喘,肾虚腰膝酸痛	
			养心安神	心脾不足,失眠多梦	
			活血通络	胸痹心痛,风湿痹痛,跌打损伤	
扁豆△	味甘微温补而不腻	扁豆健脾入药食中焦水沃可除之豆衣豆花均消暑芬芳透达散表湿	健脾化湿	脾虚湿盛证	【用量用法】1. 内服 9~15g2. 消暑、解毒宜生用,健脾止泻宜炒用【使用注意】本品生用有毒,生品研末服宜慎
			和中消暑	暑湿吐泻	
蜂蜜△	甘平质润功同甘草	采得百花成蜜后补中益气味甘甜润肺止咳滋阴力清解热毒保人全通便可润肠中燥缓和药性炼为丸	补中缓急	中虚脘腹疼痛	【用量用法】1. 煎服或冲服,15~30g2. 制丸剂、膏剂或栓剂等,随方适量3. 外用适量【使用注意】凡湿阻中满、湿热痰滞,便溏或泄泻者宜慎用
			润肺止咳	肺虚燥咳	
			清热解毒	解疮毒,解乌头毒	
			润肠通便	肠燥便秘	
			缓和药性	炮制药物使用,加工蜜丸使用	
饴糖△	温补甘缓质润不燥	饴糖味甘众皆知甘能补养脾气虚缓急止痛消腹痛肺燥需润止咳嗽	补脾肺气	脾气虚证	【用量用法】烊化冲服,15~20g
			缓急止痛	中虚里急,脘腹疼痛	

药物	性味赋	功效诀	功效与主治		临床应用注意事项
			润肺止咳	肺虚久咳，肺燥干咳	【使用注意】 本品甘温，易助热生湿，故湿阻中满、湿热内蕴及痰湿甚者忌服
红景天△	甘补苦泄性平偏凉	益气活血红景天气虚血瘀及偏瘫味甘能补兼苦泄通脉平喘咳喘安	益气活血	气虚血瘀，胸痹心痛，中风偏瘫	【用量用法】 煎服 3~6g
			通脉平喘	久咳虚喘	
绞股蓝△	甘补苦泄寒能清解	健脾益气绞股蓝性寒清化肺热痰甘补苦泄止咳喘清热解毒溃疡敛	健脾益气	脾虚气滞证、脾虚肝郁湿阻证、气虚血瘀之胸痹，气阴两虚证	【用量用法】 1. 煎服 15~30g 2. 研末吞服 3~6g 3. 亦可沸水浸泡代茶饮
			化痰止咳	痰浊阻肺之咳喘	【使用注意】 少数患者服药后有恶心、呕吐、腹胀、腹泻或便秘、头晕等不良反应，应加以注意
			清热解毒	热毒疮疡，癌肿，溃疡	

第二节 补 阳 药

药物	性味赋	功效诀	功效与主治		临床应用注意事项
鹿茸*	甘温味咸纯阳生发	血肉有情鹿角茸填补肾亏益真精强筋健骨补羸弱通督全赖日光明	补肾阳，益精血	肾阳虚证，精血不足之头晕耳鸣、腰膝酸软、须发早白等	【用量用法】 鹿茸 1~2g，研细末，一日3次分服；或入丸散，随方配制 【使用注意】 1. 服用鹿茸，宜从小量开始，缓缓增加，不宜骤用大量，以免阳升风动，头晕目赤，或伤阴动血，吐衄下血 2. 本品性偏补阳，凡阴虚火旺，血分有热，或肺有痰热及有胃火者忌服 3. 外感热病者禁用
			强筋骨	肾虚骨软，小儿发育不良，骨折久不愈合等	
			调冲任，托疮毒	肛坠、崩漏带下等，以及疮疡久不收敛	
肉苁蓉*	甘咸而温质地柔润	肉苁蓉，补肾阳咸入肾，精血益药性缓和质地软润肠津枯便秘通	补肾阳，益精血	肾阳亏虚、精血不足证。男性阳痿不育，女性宫寒不孕、夜尿	【用量用法】 煎服 6~10g 【使用注意】 1. 本品易助阳上火、易滑

药物	性味赋	功效诀	功效与主治		临床应用注意事项
				频多、腰膝酸软	肠,故阴虚火旺及大便泄泻者不宜服 2. 肠胃实热之大便秘结者不宜服用
			润肠通便	肠燥津枯便秘	
淫羊藿★	辛散温通甘能补阳	淫羊藿,补肾阳效灵验,仙灵脾提高免疫当代用祛风除湿筋骨强	补肾阳	肾阳虚证,适应于肾阳虚证之阳痿不育、宫寒不孕、遗精滑精、遗尿尿频	【用量用法】 煎服 6~10g 【使用注意】 本品辛甘温燥,伤阴助火,故阴虚火旺及湿热痹痛者忌服
			强筋骨,祛风湿	风湿痹证,筋骨痿软	
益智仁★	辛温香燥温补固涩	益智仁似连翘头辛温香燥肾阳补温补固涩精与尿温脾开胃又摄唾	补肾助阳,固精缩尿	肾阳不足,遗精、遗尿、小便频数	【用量用法】 煎服 3~10g 【使用注意】 本品温燥而易伤阴,故阴虚火旺及有湿热者忌服
			温脾摄唾	脾胃虚寒,腹痛吐泻及多涎喜睡	
补骨脂★	苦辛大温补而兼固	补肾助阳补骨脂固精缩尿赖补虚暖脾可止五更泻气不归根纳定之	补肾助阳	肾阳不足、命门火衰之阳痿、腰膝冷痛	【用量用法】 1. 内服 6~10g;入丸散,每次1.5~3g 2. 外用 适量 3. 内服多炒用,外治多生用 【使用注意】 本品温燥,能伤阴助火,故阴虚火旺及大便燥结者忌服
			固精缩尿	肾虚遗精滑精、遗尿尿频等	
			暖脾止泻	脾肾阳虚五更泻	
			纳气平喘	虚喘	
菟丝子★	甘温平补不燥不滞	补阳益阴菟丝子明目兼能泄利止生津消渴亦堪用安胎肾虚妄动时	补阳益阴	肾阴虚、肾阳虚证	【用量用法】 1. 内服 6~12g 2. 外用 适量 【使用注意】 本品虽为平补之药,但仍偏于补阳,所以阴虚火旺、大便燥结、小便短赤者,均不宜服
			养肝明目	肝肾不足之视物昏花	
			止泻	脾虚泄泻	
			安胎	肝肾不足之胎动不安	

药物	性味赋	功效诀	功效与主治		临床应用注意事项
杜仲*	甘温固元 善强筋骨	杜仲树皮断多丝 肝肾亏虚补益之 强筋健骨止疼痛 安胎降压亦可资	补肝肾	腰膝酸软,小便余沥,崩漏,阴囊潮湿等	【用量用法】 1. 内服 6~10g 2. 可泡酒服用,炒用疗效较佳 【使用注意】 本品为温补之剂,阴虚火旺者慎用
			强筋骨	下肢痿弱,骨折等	
			安胎	肝肾不足之胎动不安	
续断*	甘温苦辛 补而不滞	续断常与杜仲行 补肝养肾合力功 强筋健骨疗伤用 安胎止血亦专能	补肝肾	肾虚腰膝痛	【用量用法】 1. 内服 9~15g 2. 崩漏下血宜炒用 3. 外用 适量,研末敷患处 【使用注意】 风湿热痹者忌服
			强筋骨	筋骨痿弱	
			安胎	肾虚胎动不安	
			止血	崩漏经多,连续不断	
			疗伤续筋	筋断骨折	
紫河车☆	甘温味咸 药力和缓	紫河车与蛤蚧虫 补精助阳血肉情 肝肾两虚可填益 虚喘纳气俱均能	补精益气养血	精气血不足证,如神疲乏力、神气怯弱、不孕不育、小儿癫痫等	【用量用法】 1. 研末或装胶囊吞服,每次 1.5~3g,每日 2~3 次,重症用量加倍 2. 如用鲜胎盘,每次半个至 1 个,水煮服食,一周 2~3 次 3. 现已制成胎盘注射液,可供肌内注射 【使用注意】 阴虚内热者不宜单独应用
			补肺肾,定喘嗽	肾阳虚证、肺肾两虚之虚喘久嗽等	
蛤蚧*	味咸性平 补肺润肾		助肾阳,益精血	阳痿等	【用量用法】 1. 内服 3~6g 2. 研末服每次 1~2g,一日 3 次 3. 浸酒服用 1~2 对 【使用注意】 外感风寒及痰饮喘咳者不宜服
			补肺气,定喘嗽	肺肾两虚之喘嗽	
巴戟天☆	甘温润补 辛温行散	巴戟天,甘能补 温肾阳,强筋骨 腰膝强健阳气旺 辛温行散祛风湿	补肾阳,强筋骨	肾阳不足之阳痿遗精、宫寒不孕、小便频数、腰膝冷痛	【用量用法】 煎服 3~10g 【使用注意】 阴虚火旺及有热者不宜服
			祛风湿	肾阳虚兼风湿之证,或风湿久痹累及肝肾,筋骨不健、腰膝酸软	

续表

药物	性味赋	功效诀	功效与主治		临床应用注意事项
锁阳☆	味甘性温质润通便	锁阳功效如其名肾阳不足精血虚质润通便润肠燥温补肾阳精血益	补肾阳,益精血	肾阳不足、精血亏虚之阳痿、不孕、下肢痿软、筋骨无力、步履艰难	【用量用法】 煎服 5~10g 【使用注意】 阴虚阳亢、脾虚泄泻、实热便秘者不宜使用
			润肠通便	精血亏虚的肠燥便秘	
骨碎补☆	苦燥温通补虚行散	跌打损伤骨碎补活血疗伤续筋骨肾虚腰痛久泻下枯燥温通肾阳补	补肾	肾虚腰痛脚弱,耳鸣耳聋,牙痛,肾虚久泻	【用量用法】 1. 煎服 3~9g 2. 外用 适量,研末调敷或鲜品捣敷,亦可浸酒擦患处 【使用注意】 本品性温助火,阴虚有热者慎用
			活血,续筋骨	跌打损伤,筋伤骨折	
冬虫夏草☆	味甘性平药力和缓	冬虫夏草实在宝补肾益肺定喘好止血化痰虚劳用辨伪存真记要高	补肾益肺	肺肾两虚之喘嗽,肾虚不孕不育	【用量用法】 1. 煎汤或炖服,3~9g 2. 研末服每次 1~2g,一日3次 【使用注意】 阴虚火旺者不宜单独应用
			止血化痰	虚劳久嗽,痰中带血等	
核桃仁☆	甘温质润补而不燥	核桃仁本西域出补肾益肺气虚足润肠通便疗虚秘老幼皆宜可常如	补肾益肺,纳气定喘	肺肾两虚之喘嗽,肾阳虚之腰痛、小便不利,精血不足之头晕耳鸣、须发早白等	【用量用法】 1. 内服 6~9g;或入丸散 2. 定喘止嗽宜连皮用;润肠通便宜去皮用 【使用注意】 阴虚火旺、痰热咳嗽及便溏者忌服
			润肠通便	肠燥便秘	
沙苑子☆	甘温不燥长于固涩	沙苑子是潼蒺藜性降而补益肾气固精养肝兼明目泄精虚劳服之宜	补肾固精	肾虚阳痿,遗精早泄,小便余沥等	【用量用法】 煎服 9~15g 【使用注意】 本品温补固涩,阴虚火旺及小便不利者忌服
			养肝明目	肝肾不足之视物昏花等	
仙茅△	辛散温阳性热有毒	仙茅辛散温肾阳肾虚阳痿冷精藏祛寒除湿疗痹证阳虚冷泻肝肾补	温肾壮阳	肾阳不足	【用量用法】 煎服 3~10g;或浸酒,入丸散 【使用注意】 阴虚火旺者禁用
			驱寒除湿	寒湿久痹	

药物	性味赋	功效诀	功效与主治		临床应用注意事项
狗脊△	甘补苦涩温散祛风	金毛狗脊甘和苦肾虚腰痛肝肾补风湿痹证风湿祛腰膝强者邪去除	祛风湿,补肝肾,强腰膝	风湿痹证,腰膝酸软、下肢无力、遗尿、尿频、白带过多	**【用量用法】** 煎服 6~12g **【使用注意】** 肾虚有热,小便不利或短涩黄赤者慎用
海马△	甘咸微温温补肝肾	海马自海味甘咸入肾壮阳补肾阳温补辛散消肿痛活血消癥疗疮毒	补肾壮阳	肾阳虚	**【用量用法】** 1. 煎服 3~9g 2. 研末 1~1.5g 3. 外用 适量 **【使用注意】** 1. 孕妇及阴虚火旺者禁用 2. 有毒,不宜久服
			活血消肿	癥瘕积聚,跌打损伤,疔疮肿毒	
雄蚕蛾△	咸温归肾壮阳助孕	雄蚕蛾是血肉品补肾兴阳效精准固精止遗肾气定止血生肌记要紧	补肾助阳	兴阳要药,用于肾阳不足、肾气不固之阳痿、不育不孕等症	**【用量用法】** 1. 内服 6~15g,入丸散 2. 用于壮阳起痿,用量可增至30g 3. 外用 适量,研末外撒
			固精止遗		
			止血生肌	外用治疗金疮、疮痈等疾	
韭菜子△	甘温味辛能生能收	韭菜子,阳起石肾阳不足可用之温补肝肾固精气阳起石毒莫安食	温补肝肾,壮阳固精	阳痿早泄,遗精白浊等	**【用量用法】** 内服 3~9g;或入丸散 **【使用注意】** 阴虚火旺者忌服
阳起石△	咸温归肾药性峻烈		温肾助阳	阳痿早泄等	**【用量用法】** 内服 3~6g,入丸散 **【使用注意】** 1. 阴虚火旺者忌服 2. 不宜久服
胡芦巴△	苦温性燥祛寒逐湿	胡芦巴子温肾阳寒疝腹痛可疗伤寒湿脚气亦能除全赖驱寒止痛强	温肾助阳	肾阳虚证	**【用量用法】** 内服 5~10g;亦可入丸散 **【使用注意】** 阴虚火旺或有湿热者忌服
			祛寒止痛	寒疝睾丸疼痛,寒湿脚气等	

第三节 补 血 药

药物	性味赋	功效诀	功效与主治		临床应用注意事项
当归*	甘辛温通补而质润	十女当归九用之补血活血化瘀滞润肠通便多油润调经越水至如时	补血	血虚偏寒者	**【用量用法】** 1. 煎服 6~12g 2. 一般生用,加强活血则酒炒用
			活血	血瘀诸证,跌打损伤瘀血作痛,虚寒性腹痛,疮疡肿痛	

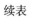

续表

笔记

药物	性味赋	功效诀	功效与主治		临床应用注意事项
			润肠通便	血虚肠燥便秘	3. 补血用当归身,破血用当归尾,和血(补血活血)用全当归
			调经	血虚、血瘀之月经不调、经闭、痛经等证	**【使用注意】** 湿盛中满、大便泄泻者忌服
熟地黄*	味甘厚重微温柔润	熟地补血质纯阴味厚补血益精神填髓长肌能生血过用腻膈记要真	补血滋阴	血虚诸证,肝肾阴虚诸证,阴血双亏诸证	**【用量用法】** 1. 内服 9~15g,大剂量可用30~60g 2. 宜与健脾胃药如砂仁、陈皮等同用 3. 熟地黄炭用于止血
			益精填髓	精血亏虚之证	**【使用注意】** 本品滋腻,较生地黄更甚,能助湿滞气,妨碍消化,凡气滞痰多、脘腹胀满、食少便溏者忌服
白芍*	酸甘微寒味苦敛降	白芍入血可调经敛阴止汗擅和营柔肝止痛甘草配平抑肝阳酸敛中	调经	血虚之月经不调、痛经适宜	**【用量用法】** 1. 煎服 6~15g,大量15~30g 2. 欲其平肝、敛阴多生用,养血调经多炒用
			敛阴止汗	阴虚盗汗,营卫不和之自汗等	
			柔肝止痛	肝脾不和之胸胁脘腹疼痛或四肢挛急疼痛等	**【使用注意】** 1. 阳衰虚寒之证不宜单独应用 2. 反藜芦
			平抑肝阳	肝阳上亢证	
何首乌*	甘涩微温不腻不燥	补益精血何首乌肝肾亏耗可补足润肠通便肠中秘截疟解毒分生熟	补益精血	精血亏虚诸证,须发早白	**【用量用法】** 1. 煎服 制何首乌6~12g,生何首乌3~6g;或入丸散 2. 补益精血宜用制首乌;截疟解毒宜用生首乌
			润肠通便	血虚肠燥便秘	
			截疟解毒	久疟,瘰疬,便秘等	**【使用注意】** 大便溏泄及湿痰较重者不宜服
阿胶*	味甘性平质地滋润	阿胶品出东阿地有情之品补血虚诸般出血皆可用滋阴润燥疗烦悸	补血	血虚证	**【用量用法】** 1. 内服 3~9g;用开水或黄酒化服;入汤剂应烊化冲服 2. 止血宜蒲黄炒,清肺宜蛤蚧炒

药物	性味赋	功效诀	功效与主治		临床应用注意事项
			止血	出血证,长于治妇科出血及咳血等	【使用注意】本品性质黏腻,有碍消化;故脾胃虚弱,不思饮食,或纳食不消,以及呕吐、泄泻者均忌服
			滋阴润燥	阴虚火旺之心悸、失眠、心烦等	
龙眼肉☆	甘温质润药食两用	龙眼肉,桂圆精补心脾,气血生	补心脾,益气血	心脾气血两虚证之心悸失眠、食少乏力等	【用量用法】1. 内服 9~15g,大剂量30~60g 2. 亦可熬膏、浸酒或入丸散【使用注意】湿阻中焦或有痰饮、痰火者忌服

第四节 补 阴 药

药物	性味赋	功效诀	功效与主治		临床应用注意事项
北沙参*	甘润苦寒补中兼清	养阴清肺沙参功益胃生津亦堪行须知南北效有异补气化痰南沙参	养阴清肺	肺阴虚证	【用量用法】内服 5~12g;鲜者15~30g【使用注意】1. 虚寒证者忌服 2. 反藜芦
			益胃生津	胃阴虚证	
南沙参*	甘淡微寒补中兼清		养阴清肺	肺阴虚证	【用量用法】内服 9~15g;鲜者15~30g【使用注意】1. 虚寒证者忌服 2. 反藜芦
			益胃生津	胃阴虚证	
			补气,化痰	气阴两伤及痰燥咳嗽	
麦冬*	甘苦微寒质地柔润	麦门冬药一寸长养阴能润肺津伤益胃生津此药好清心安神亦可尝天冬常配麦冬用清肺降火力更强滋阴润燥亦有效须与麦冬论短长	养阴润肺	肺阴虚证	【用量用法】1. 内服 6~12g 2. 清养肺胃之阴多去心用;滋阴清心火多连心用【使用注意】感冒风寒或有痰饮湿浊咳嗽,以及脾胃虚寒泄泻者均忌服
			益胃生津	胃阴虚证,消渴证	
			清心安神	心阴虚证	

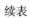

续表

药物	性味赋	功效诀	功效与主治		临床应用注意事项
天冬☆	甘苦大寒 质润效强		清肺降火	肺热咳，肺燥咳，阴虚劳嗽	【用量用法】 1. 煎服 6~12g 2. 亦可熬膏或入丸散或入酒剂 【使用注意】 脾胃虚寒，食少便溏者忌服
			滋阴润燥	肾阴不足、阴虚火旺之潮热盗汗、遗精	
黄精★	甘平滋润 味厚而腻	鸡头黄精效力佳 堪补水筋土阴华 兼养三脏气不足 须防壅滞中脘家	补肺脾肾阴	肺、脾、肾阴虚证	【用量用法】 煎服 9~15g 【使用注意】 脾虚有湿、咳嗽痰多及中寒便溏者忌服
			补肺脾肾气	肺、脾、肾气虚证	
石斛★	味甘微寒 质地滋润	石斛养胃可生津 滋阴清热益羸人 明目强腰入肾经 金钗石斛上品真	养胃生津	胃阴不足证	【用量用法】 1. 煎服 6~12g；鲜用15~30g 2. 入汤剂较好，宜先煎 【使用注意】 味甘能敛邪，使邪不外达，故温热病不宜早用；甘凉又能助湿，如湿温、湿热尚未化燥者忌服
			滋阴清热	阴虚津亏，虚热不退	
			明目强腰	肝肾亏虚之视物昏花、腰膝酸软等	
枸杞子★	甘平滋润 强盛阴道	枸杞上品出中宁 滋阴益肾目能明 润肺阴虚劳嗽用 药食兼效味中精	补肝肾	肝肾阴虚之头晕目眩、腰膝酸软、不孕不育、消渴等	【用量用法】 1. 内服 6~12g 2. 亦可熬膏、浸酒或入丸散 【使用注意】 因能滋阴润燥，脾虚便溏者不宜用
			明目	肝血不足之视物昏花	
			润肺	阴虚劳嗽	
龟甲★	甘寒味咸 质重趋下	龟甲滋阴潜阳能 益肾健骨血肉情 养心安神惊悸止 生用制用记分明 鳖甲滋阴潜阳可 软坚散结效不同	滋阴潜阳	阴虚阳亢证，热病伤阴之虚风内动证，阴虚骨蒸潮热等	【用量用法】 煎服 9~24g；宜打碎先煎 【使用注意】 1. 本品为咸寒之物，只适用于阴虚有热之证，故脾胃虚寒者忌服 2. 孕妇慎用
			益肾健骨	肾虚骨软	
			养血宁心	失眠，健忘，惊悸等	
鳖甲★	咸寒不甘 质重趋下		滋阴潜阳	热病伤阴之虚风内动、阴虚阳亢证、阴虚骨蒸发热	【用量用法】 1. 煎服 9~24g；宜打碎先煎 2. 滋阴潜阳宜生用，软坚散结宜醋制用

药物	性味赋	功效诀	功效与主治		临床应用注意事项
			软坚散结	疟母、癥瘕、痰核瘰疬等	【使用注意】本品咸寒滋阴，能伤脾胃，且可通经散结，所以脾胃虚寒，食少便溏者及孕妇均忌服
玉竹☆	味甘微寒质润不腻	玉竹滋阴润肺燥生津可补胃液亏生用解表散邪气阴虚外感赖之回	滋阴润肺	用于阴虚燥咳、虚劳久嗽等	【用量用法】内服　6~12g
			生津益胃	胃阴不足之口干舌燥、饥不欲食等	【使用注意】本品虽性质平和，作用缓慢，但毕竟为滋阴润燥的药物，故脾虚而有痰湿者忌服
			生用表散邪气	阴虚感冒	
百合☆	味甘微寒质润不腻	百合养阴可润肺清心安神补不足燥咳能止津液回烦悸可消益心主	养阴润肺	肺阴虚证较重者	【用量用法】1. 煎服　6~12g2. 清心宜生用；润肺蜜炙用
			清心安神	心阴不足之心烦失眠、神志恍惚	【使用注意】本品为寒润之物，故风寒咳嗽或中寒便溏者忌服
墨旱莲☆	甘酸滋补性寒清泄	滋补肝肾墨旱莲甘酸滋补入肾肝性寒清泄入血分阴虚血热凉血止	滋补肝肾	肝肾阴虚，牙齿松动，须发早白，眩晕耳鸣，腰膝酸软	【用量用法】煎服　6~12g
			凉血止血	出血证，阴虚血热所致的吐血、衄血、尿血、血痢、崩漏下血等	【使用注意】本品性寒，故虚寒腹泻者忌服
女贞子☆	甘苦性凉补而不腻	女贞子配墨旱莲滋补肝肾阴力增阴虚发热清虚热明目乌发少白头	滋补肝肾，清虚热，明目乌发	肝肾阴虚证，阴虚内热证；肾阴亏虚之内热消渴	【用量用法】煎服　6~12g
					【使用注意】本品虽补而不腻，但性凉，故脾胃虚寒泄泻及肾阳虚者忌服
桑椹☆	甘寒质润补中兼清	桑椹子，品味佳滋阴补血效堪夸黑芝麻，补精华须发早白两目花	滋阴补血	阴血不足之眩晕、目暗、耳鸣、失眠、须发早白、腰酸等	【用量用法】1. 煎服　9~15g2. 桑椹膏15~30g，温水冲服3. 亦可生啖或浸酒

续表

药物	性味赋	功效诀	功效与主治		临床应用注意事项
			生津	消渴	【使用注意】
			润肠	便秘	脾胃虚寒,大便溏泄者忌用
黑芝麻△	甘平气香 质润多脂	桑椹生津止消渴 润燥通肠宜两家	补益 精血	须发早白,头 晕眼花等	【用量用法】 煎服 9~15g;或炒熟入丸、膏剂
			润燥 滑肠	便秘	【使用注意】 大便溏泄者忌用
哈蟆油△	甘咸补益 性平不偏	补肾益精哈蟆油 性平不偏甘能补 病后体弱能强健 养阴润肺劳嗽消	补肾 益精	病后体弱,神 疲乏力,心悸 失眠,盗汗	【用量用法】 用水浸泡,炖服,5~15g;或作 丸剂服
			养阴 润肺	劳嗽咳血	【使用注意】 外有表邪,内有痰湿者慎用
楮实子△	味甘性寒 质重下沉	滋阴益肾楮实子 味甘能补性寒清 清肝明目头晕止 水肿胀满利尿宜	滋阴 益肾	肝肾不足,腰 膝酸软,虚劳 骨蒸	【用量用法】 煎服 6~12g
			清肝 明目	头晕目昏,目 生翳膜	【使用注意】 本品甘寒滋腻,故脾胃虚寒、 大便溏泄者慎服
			利尿	水肿胀满	

国家执业药师(中药学)考点精析：

小单元	细目	要点
一、用知总要	1. 性能主治	(1)补虚药的性能功效 (2)补虚药的适应范围
	2. 分类	补虚药的分类及各类的性能特点
	3. 配伍与使用 注意	(1)补虚药的配伍方法 (2)补虚药的使用注意
二、补气药	1. 人参、党参、 黄芪、白术、 山药、甘草	(1)各药的药性、性能特点 (2)各药的功效、主治病证 (3)各药的用法、使用注意 (4)人参的用量 (5)与各单元功效相似药物的药性、功效及主治病证的异同 (6)人参、党参、黄芪、甘草的主要药理作用 (7)人参配附子,人参配蛤蚧,人参配麦冬、五味子,黄芪配 柴胡、升麻,甘草配白芍的意义

小单元	细目	要点
	2. 西洋参、太子参、刺五加、大枣	（1）各药的药性 （2）各药的功效、主治病证 （3）各药的用法、使用注意 （4）与各单元功效相似药物的药性、功效及主治病证的异同
	3. 白扁豆、蜂蜜、饴糖、红景天、绞股蓝	（1）各药的药性 （2）各药的功效 （3）各药的用法 （4）蜂蜜的使用注意 （5）与各单元功效相似药物的药性及功效的异同
三、补阳药	1. 鹿茸、肉苁蓉、淫羊藿、杜仲、续断、补骨脂、益智仁、蛤蚧、菟丝子	（1）各药的药性、性能特点 （2）各药的功效、主治病证 （3）各药的用法、使用注意 （4）鹿茸、益智仁、蛤蚧的用量 （5）与各单元功效相似药物的药性、功效及主治病证的异同 （6）鹿茸、淫羊藿的主要药理作用
	2. 巴戟天、锁阳、骨碎补、冬虫夏草、核桃仁、紫河车、沙苑子	（1）各药的药性 （2）各药的功效、主治病证 （3）各药的用法、使用注意 （4）紫河车的用量 （5）与各单元功效相似药物的药性、功效及主治病证的异同
	3. 仙茅、狗脊、海马、	（1）各药的药性 （2）各药的功效 （3）各药的使用注意 （4）海马的用量用法 （5）与各单元功效相似药物的药性及功效的异同
四、补血药	1. 当归、熟地黄、何首乌、白芍、阿胶	（1）各药的药性、性能特点 （2）各药的功效、主治病证 （3）各药的用法、使用注意 （4）与各单元功效相似药物的药性、功效及主治病证的异同 （5）当归、何首乌、白芍的主要药理作用 （6）当归配黄芪的意义
	2. 龙眼肉	（1）药性、功效 （2）与各单元功效相似药物的药性及功效的异同
五、补阴药	1. 南沙参、北沙参、麦冬、石斛、黄精、枸杞子、龟甲、鳖甲	（1）各药的药性、性能特点 （2）各药的功效、主治病证 （3）各药的用法、使用注意 （4）与各单元功效相似药物的药性、功效及主治病证的异同 （5）枸杞子的主要药理作用 （6）南沙参、北沙参的来源

续表

小单元	细目	要点
	2. 天冬、玉竹、百合、墨旱莲、女贞子、桑椹	(1)各药的药性 (2)各药的功效、主治病证 (3)各药的用法、使用注意 (4)与各单元功效相似药物的药性、功效及主治病证的异同 (5)女贞子配墨旱莲的意义
	3. 哈蟆油、楮实子	(1)各药的药性 (2)各药的功效 (3)各药的使用注意 (4)哈蟆油的用量用法 (5)与各单元功效相似药物的药性及功效的异同

一、用 知 总 要

1. 性能主治

（1）性能功效：本类药能补充人体气血阴阳的亏损而治各种虚证。补气和补阳类药大多药性甘温，能振奋衰弱的功能，改善或消除机体衰弱之形衰乏力、畏寒肢冷等症；补血和补阴类药药性甘温或甘寒不一，能补充人体阴血之不足及体内被耗损的物质，改善和消除精血津液不足的证候。

（2）适应范围：主要适用于气虚、阳虚、血虚、阴虚等各种虚证。

2. 补虚药的分类及各类的性能特点

（1）补气药：功主补气以增强脏腑功能活动，主治气虚诸证。

（2）补阳药：功主温补人体之阳气，主治阳虚诸证。

（3）补血药：功主养血，兼能滋阴，主治血虚、阴血亏虚等证。

（4）补阴药：功主滋阴补液，兼能润燥，主治阴液亏虚诸证。

3. 配伍与使用注意

（1）配伍方法：补气药和补阳药，补血药和补阴药，往往相须为用。若气阴两虚，宜补气药配补阴药；气血双亏，宜补气药配补血药；阴阳两虚，当并用补阳补阴药。其次，应根据兼证的不同进行适当配伍。如气虚兼气滞者，应与行气药同用；阳虚而寒盛者，应与温里散寒药同用；血虚兼见失眠者，当配安神药；阴虚兼内热者，应配清虚热药；阴虚阳亢者，当配平肝潜阳药等。

（2）使用注意：①本类药为虚证而设，凡身体健康而无虚证者，不宜应用；②邪实而正气不虚者，不宜乱用补虚药，以防"闭门留寇"；③补气药多甘壅滞气，湿盛中满者忌用；④补阳药温燥而能伤阴助火，阴虚火旺者不宜应用；⑤补血与补阴药，大多药性滋腻，易伤脾胃，湿阻中焦及脾虚便溏者慎用；⑥使用补虚药应注意脾胃功能，使补虚药更好地发挥作用。

二、功效相似药组的异同

1. 人参、黄芪、党参、西洋参与太子参功效主治之鉴别

（1）相同点：均能益气生津，适用于气津两伤之证。

（2）同中之异：

· 人参、黄芪、党参尚能益气生血，常用于气血两亏之证。

· 人参、黄芪且可补气摄血，用于气不摄血之出血证。

（3）不同点：

· 人参补气力量最大，独能大补元气、复脉固脱，以治虚脱危证，为救脱扶危之良剂；且能益气助阳，以治阳痿；补气安神益智，以治气血亏虚之心悸、失眠、健忘等证。总之，凡气、血、津液不足或阴虚之证皆可应用，为治疗虚劳内伤之第一要药。

· 黄芪虽补气之力不及人参，但温升之性较大，补中益气之中，善升举阳气，为治中气下陷诸证之主药；并善补肺气以固表止汗，为治表虚自汗及气虚外感诸证之常品；且能利水消肿，用治气虚水湿失运之水肿、小便不利；尚可补气托毒、生肌，用于气血不足之疮疡内陷、脓成不溃或久溃不敛；亦常用于气虚血滞不行之痹痛、麻木或半身不遂，有补气以行滞通痹之效。

· 党参善补中气、益肺气，性质平和，不燥不腻，虽补气之力不及人参、黄芪强峻，但为治脾肺气虚最常用之品。

· 西洋参、太子参则性属寒凉，最宜于虚而有热证，为清补佳品。但补气养阴、清火生津之力，太子参不及西洋参，故气阴不足而火不盛者可用太子参；气阴不足而火盛者当用西洋参，但中阳衰微、胃寒湿盛者则忌服西洋参。

2. 白术与山药功效主治之鉴别

（1）相同点：均为补脾益气之品，是治疗脾胃虚弱的常用药。

（2）同中之异：

· 白术味苦甘性温燥，善补气健脾而助阳，宜用于脾胃阳气虚弱而寒湿内盛者。

· 山药甘平质润，不寒不燥，既补气，又养阴，为平补气阴之品。

（3）不同点：

· 白术并能燥湿利水，为治脾虚水湿内停之痰饮、水肿、小便不利的常品；又能补脾益气而固表止汗，用于脾虚气弱、肌表不固之汗多；尚能补气健脾而安胎，用治胎动不安之证。

· 山药且性兼涩，既补脾肺之气，又益肺肾之阴，并能固精止带，可用于肺虚或肺肾两虚之久咳久喘，肾虚不固之遗精、尿频，或带下清稀、绵绵不止；尚能益气养阴生津而止渴，为治阴虚内热、口渴多饮、小便频数的消渴证之良药。

3. 白术与苍术功效主治之鉴别

（1）相同点：均具健脾燥湿之功，每相须为用，以治脾虚湿困之证。

（2）同中之异：

- 白术味甘而性缓,善补气健脾而助阳,故脾胃阳气虚弱而水湿内盛者多用。
- 苍术辛散苦燥性烈,燥湿运脾功胜,故寒湿阻滞中焦者多用之。

（3）不同点：

- 白术且能补气健脾而固表止汗、利水消肿、安胎。
- 苍术尚能发汗解表、祛风湿、明目。

4. 炙甘草与大枣功效主治之鉴别

（1）相同点：均既能补中益气,又能缓和药性,为调和药性常用之药。

（2）不同点：

- 大枣善能养血安神,常用于血虚萎黄及妇女脏躁、神志不安之证。
- 炙甘草又能祛痰止咳,适用于痰多咳嗽;且能缓急止痛,每用于脘腹及四肢挛急作痛等证。
- 甘草生用则善清热解毒,可用于热毒疮疡、咽喉肿痛及药物或食物中毒等。

5. 刺五加、绞股蓝与红景天功效主治之鉴别

（1）相同点：既能健脾益气,又能止咳,以治脾虚证及咳嗽证。

（2）同中之异：

- 刺五加、绞股蓝且兼化痰之功,多用于咳嗽气喘、胸闷痰多之证。
- 红景天偏清肺止咳,治肺热咳嗽或咯血。

（3）不同点：

- 刺五加又善补肾助阳、养血安神,常用于脾肾阳虚之腰膝酸软、体倦乏力及心脾气血亏虚之心神不宁证。
- 绞股蓝则兼清热解毒、生津止渴之效,用治热毒证及气阴两伤之消渴证。
- 红景天则兼活血化瘀之功,以治血瘀证。

6. 淫羊藿、巴戟天与仙茅功效主治之鉴别

（1）相同点：补肾壮阳、强筋健骨、祛风除湿,治疗肾阳虚之腰膝冷痛、阳痿早泄、不孕不育、白带清稀等,以及筋骨痿弱、风寒湿痹、半身不遂等,阴虚火旺者慎服。

（2）同中之异：

- 补肾兴阳淫羊藿优于巴戟天、仙茅。
- 祛风除湿巴戟天优于淫羊藿。
- 仙茅性温燥有毒,善除寒湿痹痛,且能温脾止泻。

（3）不同点：

- 淫羊藿且对于肾阳虚之咳喘及妇女更年期的高血压等有较好疗效。
- 巴戟天性质柔润,其壮阳益精之力和温燥之力均不及淫羊藿,故只适用于阳虚有寒之证。
- 仙茅且能补命门之火而温脾止泻,适用于脾肾阳虚之脘腹冷痛、泄泻。

7. 海狗肾与海马功效主治之鉴别

（1）相同点：补肾壮阳,用于肾阳虚衰之腰膝冷痛、阳痿早泄、不孕不育、遗尿尿频等,阴虚火旺者慎服。

（2）同中之异：海狗肾补肾壮阳优于海马。

（3）不同点：
- 海狗肾兼补精髓，治疗精气清冷、头晕耳鸣。
- 海马兼活血散结消肿，治疗癥瘕积聚及跌仆损伤等。

8. 肉苁蓉与锁阳功效主治之鉴别

（1）相同点：补肾阳、益精血、润肠通便，用于肾阳虚、精血不足之腰膝酸软、阳痿早泄、不孕不育等，以及肠燥便秘。

（2）同中之异：
- 肉苁蓉质润，润肠通便优于锁阳。
- 锁阳为陕甘宁地区善用的补品，兴阳固精优于肉苁蓉。

9. 补骨脂与益智仁功效主治之鉴别

（1）相同点：温补肾阳、固精缩尿、温脾止泻，主治肾阳虚之腰膝冷痛、遗精滑精、遗尿尿频等，以及脾肾阳虚之久泻等。

（2）同中之异：补骨脂补脾肾阳之中尤善补肾阳，且兼能强腰膝，可用于治疗肾虚腰膝冷痛。

（3）不同点：
- 药性之异，补骨脂性热，兴阳之力大于益智仁。
- 归经之异，二药均归脾肾经，然补骨脂色黑偏入肾经，益智仁气香偏入脾经。
- 归脾经之异，补骨脂入脾经善走下，主治脾寒泄泻，益智仁入脾经兼走上，功能摄唾涎，治疗脾虚多涎证。
- 补骨脂又能纳气平喘，为益智仁所不备。

10. 沙苑子与白蒺藜功效主治之鉴别

（1）相同点：明目，治疗视物昏花。

（2）同中之异：
- 沙苑子主治肝肾不足之视物昏花。
- 白蒺藜主治风热上攻之视物昏花。

（3）不同点：
- 沙苑子善补肾固精，治疗肾阳虚证。
- 白蒺藜善平肝潜阳，治疗肝阳上亢证，又可疏肝解郁、祛风止痒，治疗肝郁证、风疹瘙痒等。

11. 阳起石与韭菜子功效主治之鉴别

（1）相同点：皆能温肾助阳，治疗阳痿早泄之疾。

（2）不同点：
- 阳起石壮阳药性峻烈，并能温暖下元。
- 韭菜子壮阳兼能固涩，又可固精、缩尿、止带。

12. 赤芍与白芍功效主治之鉴别

（1）相同点：两药均为芍药之根，性寒；功能止痛，治疗疼痛，反藜芦。

（2）同中之异：
- 赤芍为野生芍药之根，白芍为种植芍药之根经水煮后去根皮的木质部。
- 赤芍止痛主治瘀血疼痛，白芍止痛主治肝郁胁痛腹痛、血虚筋脉失养之挛急疼痛。

（3）不同点：

- 赤芍善于活血祛瘀，又能清泻肝火、利尿通淋，治疗瘀血证、肝火亢盛证、血淋等。
- 白芍长于养血，又能柔肝、敛阴止汗，治疗血虚证、肝阳上亢证、阴虚盗汗等。

13. 赤何首乌与白何首乌功效主治之鉴别

（1）相同点：补益肝肾精血，治疗肝肾精血不足之头晕耳鸣、腰膝酸软、须发早白、未老先衰等。

（2）不同点：

- 赤何首乌（蓼科）兼截疟、解毒、通便。
- 白何首乌（萝藦科）兼健脾，治疗脾虚证。

14. 熟地黄与阿胶功效主治之鉴别

（1）相同点：既善补血，又擅滋阴，血虚、阴虚之证均为常用。

（2）同中之异：

- 熟地黄入肾，滋阴之力较大，为滋阴主药。
- 阿胶并能滋肺润燥，适用于阴虚燥咳、阴虚心烦不眠或阴虚动风等证。

（3）不同点：

- 熟地黄又能益精填髓，常用于肝肾精血亏虚之腰膝酸软、眩晕耳鸣、须发早白等证。
- 阿胶且善止血，常用于咳血、咯血、吐衄、便血、尿血、崩漏等多种出血证，尤宜于虚劳咳血、咯血或出血而兼见阴虚、血虚者。

15. 当归与白芍功效主治之鉴别

（1）相同点：均能补血、调经，为妇科补血调经之要药。

（2）同中之异：

- 当归性温，适用于血虚有寒者；白芍性微寒，适用于血虚有热者。
- 二药均能止痛，但当归补血活血止痛，适用于血虚、血滞而兼有寒凝，以及跌打损伤、风湿痹阻、痈疽疮疡等的疼痛证；白芍则养血敛阴、平肝止痛，适用于肝阴不足、肝气不舒或肝阳偏亢的头痛眩晕、胁肋疼痛、脘腹四肢拘挛作痛等证。

（3）不同点：

- 当归且善养血润肠通便，可治血虚肠燥便秘。
- 白芍又能敛阴、和营而止汗，常用于阴虚盗汗及营卫不和的表虚自汗证。

16. 南沙参与北沙参功效主治之鉴别

（1）相同点：均能养阴清肺、益胃生津以补肺胃之阴、清肺胃之热。

（2）不同点：

- 品种来源不同，南沙参为桔梗科植物，北沙参为伞形科植物。
- 北沙参清养肺胃作用稍强，肺胃阴虚有热之证多用。
- 南沙参善益气祛痰，较宜于气阴两虚及燥痰咳嗽者。
- 南沙参反藜芦。

17. 天冬与麦冬功效主治之鉴别

（1）相同点：润肺养阴、益胃生津、润肠通便，治疗肺热咳嗽、肺燥咳嗽、燥邪咳嗽、虚劳久嗽、胃阴不足证、便秘等。

（2）同中之异：

• 麦冬润肺燥，养胃阴作用优于天冬。

• 天冬清肺热，润肠作用优于麦冬。

（3）不同点：

• 麦冬又能清心除烦，治心烦失眠。

• 天冬又能滋肾阴、填骨髓，治肾阴不足证。

18. 黄精与山药功效主治之鉴别

（1）相同点：益气养阴、补肺脾肾，治疗肺气虚、肺阴虚、脾气虚、脾阴虚、肾阴虚、肾气虚证。

（2）同中之异：山药益气优于黄精，黄精养阴优于山药。

（3）不同点：

• 山药长于治疗脾胃气虚证。

• 黄精长于治疗肾阴不足证，且滋腻之性强，便溏、脘闷者慎服。

19. 石斛与玉竹功效主治之鉴别

（1）相同点：味甘性寒，皆归胃经，同具养阴、生津止渴之效，二者常相须为用。

（2）不同点：

• 玉竹又归肺经，功能养肺润燥止咳。

• 石斛还入肾经，滋肾阴、降虚火。

20. 女贞子与墨旱莲功效主治之鉴别

（1）相同点：补益肝肾，治疗肝肾不足之腰膝酸软、头晕耳鸣、视物昏花、须发早白、牙齿松动等。

（2）同中之异：

• 女贞子补肾明目、强腰膝优于墨旱莲。

• 墨旱莲补肾乌须黑发优于女贞子。

（3）不同点：

• 墨旱莲兼凉血止血，治疗血热尿血、便血、崩漏等。

• 女贞子兼清退虚热，治疗五心烦热等。

21. 龟甲与鳖甲功效主治之鉴别

（1）相同点：滋阴潜阳，治疗阴虚阳亢证，阴虚骨蒸发热，热病伤阴之虚风内动证等。先煎，孕妇慎服。

（2）同中之异：龟甲滋阴优于鳖甲，鳖甲清虚热优于龟甲。

（3）不同点：

• 龟甲又能益肾健骨、养血宁心，治疗肾虚骨软、腰膝酸软、血虚失眠心悸、健忘等。

• 鳖甲醋制又能软坚散结，治疗肝脾大（癥瘕积聚）等。

22. 黄精、桑椹与黑芝麻功效主治之鉴别

（1）相同点：均能滋阴补血，适用于阴血亏虚之头晕眼花、须发早白等证。

因三者性质平和,作用缓慢,故均可作为久服滋补之品。

（2）同中之异:

- 黄精又善补脾气、益脾阴,常治脾胃虚弱证。
- 桑椹、黑芝麻又均能润肠通便,以治血虚津亏之肠燥便秘。

（3）不同点:

- 黄精又能益肾精,以治肾精亏虚之头晕、腰膝酸软或消渴等证;尚可润肺燥,以治肺虚燥咳及肺肾阴虚之劳嗽久咳。
- 桑椹性寒,又有清热养阴、生津止渴之效,可用治津伤口渴及内热消渴等。

三、药 物 配 伍

1. 人参配附子 人参甘温补气,力宏固脱;附子辛热回阳,补火救逆。两药相合,大补大温、益气回阳,治亡阳气脱效佳。

2. 人参配蛤蚧 人参甘温善补肺气,蛤蚧性平补肺益肾。两药相合,补肺益肾而定喘嗽,治肺肾两虚,动辄气喘甚效。

3. 人参配麦冬、五味子 人参性温补气,麦冬寒凉滋阴,五味子酸收敛阴。三药相合,益气养阴、生津止渴,为治气阴两虚之口渴、多汗,以及消渴所常用。

4. 黄芪配柴胡、升麻 黄芪甘温益气升阳,柴胡、升麻皆有升举阳气之功。三药相合,功能补中益气、升阳举陷,为治中气下陷诸证所常用。

5. 甘草配白芍 甘草味甘,功能补气缓急;白芍酸收,功能养血柔肝。两药相合,缓急止痛力强,治脘腹或四肢拘急疼痛。

6. 当归配黄芪 当归性温补血,黄芪微温补气,气旺则血生。两药相合,益气生血力强,治血虚或气血双亏证每投。

四、药 理 作 用

1. 人参 本品有兴奋与抑制中枢神经系统、改善学习记忆、抗休克、强心、抗心肌缺血、抑制血小板聚集、促进纤维蛋白溶解、增强机体抗应激能力、提高机体免疫功能、延缓衰老、调节糖代谢、促进蛋白质合成、降血脂、抗动脉粥样硬化、抗肿瘤以及使促性腺激素释放增加等作用。

2. 党参 本品有调节胃肠功能,保护胃黏膜,促进胃溃疡愈合,增强机体免疫功能,提高机体抗应激能力,增加红细胞、白细胞数和血红蛋白含量,抑制血小板聚集,强心,调节血压,抗心肌缺血,改善学习记忆,抗菌等作用。

3. 黄芪 本品有增强免疫功能、延缓衰老、强心、扩张外周血管、冠状血管及肾血管、改善微循环、抑制血小板聚集、降血压、促进骨髓造血、调节糖代谢、抗病毒、抗菌、保肝等作用。

4. 甘草 本品能抗心律失常、抗消化性溃疡、解痉、镇咳祛痰、解毒、保肝、抗炎、抗菌、抗病毒、抗变态反应,并有肾上腺皮质激素样作用等。

5. 鹿茸 本品有促进生长发育、促进蛋白质和核酸合成、增强骨髓造血功能、增强免疫功能、抗疲劳、延缓衰老等作用。

6. 淫羊藿 本品有增强免疫功能、提高性腺功能、抗心肌缺血、降血压、降血糖、提高骨髓细胞的增殖率、延缓衰老、抗炎、抗过敏等作用。

7. 当归　本品有抗贫血、促进免疫功能、抑制血小板聚集、抗血栓、抗心肌缺血缺氧、扩张外周血管、降血压、兴奋或抑制子宫平滑肌、松弛支气管平滑肌、降血脂、抗炎及保肝等作用。

8. 何首乌　本品有促进造血功能、增强免疫功能、降血脂、抗动脉粥样硬化、增加冠脉血流量、抗心肌缺血、抗衰老、保肝及抗菌等作用。

9. 白芍　本品有调节免疫功能、镇静、镇痛、解痉、抑制血小板聚集、扩张冠状动脉、降血压、抗炎及保肝等作用。

10. 枸杞子　本品有增强和调节免疫功能、促进造血功能、延缓衰老、抗肿瘤、降血脂、护肝、降血糖及提高耐缺氧能力等作用。

第二十五章

收涩药

课前中医基础导入：

1. **收涩药的概念** 凡以收敛固涩为主要作用，可以治疗各种滑脱证候的药物，称为收涩药，又称固涩药。

2. **滑脱** 滑脱的病症，主要有自汗盗汗，久泻久痢，久咳虚喘，遗精滑精，溲多遗尿，白带日久，失血崩漏等症。

久病体虚
正气不固 ｝滑脱不禁 ← 补益正气，增强体质
脏腑功能衰退

本章药物导图：

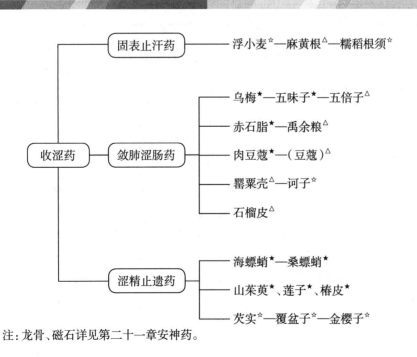

固表止汗药 —— 浮小麦☆—麻黄根△—糯稻根须☆

收涩药 —— 敛肺涩肠药

　　乌梅★—五味子★—五倍子△
　　赤石脂★—禹余粮△
　　肉豆蔻★—（豆蔻）△
　　罂粟壳△—诃子☆
　　石榴皮△

涩精止遗药

　　海螵蛸★—桑螵蛸★
　　山茱萸★、莲子★、椿皮★
　　芡实☆—覆盆子☆—金樱子☆

注：龙骨、磁石详见第二十一章安神药。

笔记

课堂中药分类讲授：

第一节　固表止汗药

药物	性味赋	功效诀	功效与主治		临床应用注意事项
麻黄根△	甘平入肺 止汗专药	麻黄根、浮小麦 糯稻根须三药全 固表止汗功一样 稻根亦退虚热安	止汗	气虚自汗,阴 虚盗汗	【用量用法】 1. 内服　3~10g 2. 外用　适量,研末作扑粉 【使用注意】 本品功专止汗,有表邪者 忌服
浮小麦☆	甘凉入心 标本兼顾		益气敛汗	体虚自汗	【用量用法】 1. 煎服　15~30g 2. 研末服　3~5g
			除热敛汗	阴虚盗汗	
糯稻 根须△	甘平气和 益胃生津		止虚汗	自汗,盗汗	【用量用法】 1. 煎服　15~30g 2. 大剂量可用至60~120g 3. 以鲜品为佳
			退虚热	阴虚发热及 骨蒸劳热	

第二节　敛肺涩肠药

药物	性味赋	功效诀	功效与主治		临床应用注意事项
五味子★	五味俱备 温而不燥	五味子药分南北 敛肺止咳不一般 固表能将汗多止 滋肾固精心神安 缩尿止渴有能力 涩肠止泻功效全	敛肺止咳 喘	肺肾两虚咳 喘	【用量用法】 1. 煎服　2~6g 2. 研末服　每次1~3g 【使用注意】 本品酸涩收敛性强,凡表 邪未解,内有实热及痧疹 初发者慎用
			敛肺固表 止汗	阳虚自汗, 阴虚盗汗	
			滋肾固精 缩尿止渴	肾虚遗精、 滑精,津亏 口渴	
			涩肠止泻	脾肾两虚, 五更泄泻	
			宁心安神	阴虚不足或 心肾不交之 心悸、失眠、 健忘	

笔记

药物	性味赋	功效诀	功效与主治		临床应用注意事项
乌梅★	酸涩收敛 药性平和	乌梅醋制味更酸 敛肺止咳金脏安 涩肠止泻日久病 止渴生津症能痊 为炭收敛止血效 安蛔止痛乌梅丸	敛肺止咳	久咳	【用量用法】 1. 煎服 6~12g,大剂量 30~60g 2. 外用 适量,捣烂或炒 炭研末外敷 3. 止泻、止血宜炒炭 【使用注意】 外有表邪及内有实热积滞 者均不宜服
			涩肠止泻	久泻	
			生津止渴	津伤口渴	
			安蛔止痛	蛔厥腹痛	
			收敛止血	崩漏下血	
赤石脂★	酸涩甘温 质重沉降	赤石脂药可涩肠 收敛止血效力强 敛疮生肌疡能愈 诸君勿忘桃花汤	涩肠止泻	久泻,久痢	【用量用法】 1. 煎服 9~12g 2. 外用 适量,研细末撒 患处或调敷 【使用注意】 1. 本品性温,有湿热积滞 者慎用 2. 质重沉降,孕妇慎用
			收敛止血	崩漏便血	
			敛疮生肌	疮疡久溃	
肉豆蔻☆	辛温香燥 涩中有行	肉果真名肉豆蔻 暖脾涩肠止泻强 温中行气亦止痛 四神丸里占一方	暖脾涩肠 止泻	脾胃虚寒, 久泻不止; 脾肾阳虚, 五更泄泻	【用量用法】 1. 煎服 3~10g;入散 剂,每次0.5~1g 2. 煨熟去油可增强温中止 泻功能 【使用注意】 本品温中固涩,故湿热泻 痢者忌用
			温中行气 止痛	胃寒胀痛	
诃子☆	苦降酸涩 平而偏凉	诃子酸涩敛肺肠 生用敛肺止咳逆 下气清火利咽音 煨用涩肠还止泻	涩肠止泻	久泻,久痢, 脱肛	【用量用法】 1. 煎服 3~10g 2. 涩肠止泻宜煨用,敛肺 止咳,利咽开音宜生用 【使用注意】 凡外有表邪、内有实热积 滞者不宜使用
			敛肺下气 止咳,利 咽开音	久咳,咽痛, 失音	
五倍子△	酸涩收敛 寒可清降	酸涩收敛五倍子 敛肺降火涩肠精 自汗盗汗均敛去 收湿敛疮又止血	敛肺降火	肺虚久咳	【用量用法】 煎服 3~6g;入丸散;煎汤 熏洗 【使用注意】 用量过大令人心烦
			涩肠固精	久泻久痢, 遗精滑精	
			敛汗止血	自汗盗汗, 便血痔血, 外伤出血	
			收湿敛疮	疮肿,湿疮	

续表

药物	性味赋	功效诀	功效与主治		临床应用注意事项
石榴皮△	酸涩收敛性温有毒	石榴果皮石榴皮性温有毒入胃肠久泻久痢涩肠泻崩漏止血杀虫积	涩肠止泻	久泻久痢	【用量用法】1. 煎服 3~9g 2. 入汤剂生用；入丸散多炒用；止血多炒炭用 【使用注意】本品收涩，所含石榴皮碱有毒，故用量不宜过大，泻痢初期者忌服
			杀虫	虫积腹痛	
			止血	崩漏，便血	
罂粟壳△	酸涩收敛性平有毒	罂粟壳名御米壳涩肠止泻效力高敛肺止咳久不愈止痛全赖麻醉效此物久用瘾君子诸君莫可等闲瞧	涩肠止泻	久泻久痢	【用量用法】1. 煎服 3~6g，或入丸散 2. 止咳可蜜炙用；止泻、止痛可醋炒用 【使用注意】1. 本品酸涩收敛，故咳嗽及腹泻初起者不宜用 2. 本品有毒，不宜过量及持续服用
			敛肺止咳	肺虚久咳	
			止痛	各种疼痛	
禹余粮△	涩收甘平质重沉降	禹余粮药能涩肠止泻止血止带忙全凭一己收涩力邪气未尽勿轻尝	涩肠止泻	久痢、久泻	【用量用法】内服 10~20g 【使用注意】孕妇慎用
			收敛止血	崩漏便血	
			止带	带下	

第三节 涩精止遗药

药物	性味赋	功效诀	功效与主治		临床应用注意事项
山茱萸*	酸涩微温补而兼敛	补益肝肾山茱萸固精止遗有强力冲任能固崩漏少收敛固涩气脱愈	补益肝肾	肝肾阴虚，命门火衰，肾阳虚阳痿	【用量用法】1. 煎服 6~12g 2. 急救固脱 20~30g 【使用注意】本品温补收敛，故命门火炽，素有湿热及小便不利者不宜用
			固精止遗	遗精滑精，遗尿尿频	
			固冲任	崩漏，月经过多	
			收敛固涩	元气虚脱	

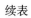

续表

药物	性味赋	功效诀	功效与主治		临床应用注意事项
桑螵蛸*	甘咸性平固遗良药	螳螂卵鞘桑螵蛸功擅固精缩遗尿补肾助阳亦佳品此品用之多良效	固精缩尿	肾虚遗精、滑精,遗尿尿频,白浊	【用量用法】内服 5~10g,宜入丸散剂
			补肾助阳	肾虚阳痿	【使用注意】阴虚多火、膀胱有热而小便短数者忌服
海螵蛸*	咸涩微温功专收涩	海螵蛸是乌贼骨固精并止带下苦收敛止血出上下制酸止痛解胃苦收湿敛疮亦有效生用煅用分清楚	固精止带	遗精,带下	【用量用法】1. 煎服 5~10g;研末吞服,每次1.5~3g2. 外用 适量,研末调敷或撒敷
			收敛止血	崩漏,吐血,便血及外伤出血	
			制酸止痛	胃痛吐酸	【使用注意】本品性温,故阴虚多热者不宜
			收湿敛疮	湿疮、湿疹,溃疡不敛等	
莲子*	甘平味涩补而兼敛	补脾止泻石莲子益肾固精滑能止养心安神凭交济亦食亦药久用之	补脾止泻	久泻虚象显著者	【用量用法】1. 煎服 6~15g;去心打碎用2. 本品既能补益,又有收敛之功,最益脾胃,兼能养心益肾,素有"脾果"之称,药食两用
			益肾固精	肾虚遗精滑精	
			养心安神	心肾不交之心悸失眠	
椿皮*	苦寒燥泄味涩收敛	清热燥湿椿树皮收涩止带止泻痢味涩收敛可止血蛔虫疮癣杀虫积	清热燥湿,收湿止带,止血	赤白带下,崩漏经多,便血痔血	【用量用法】1. 煎服 6~9g2. 外用 适量
			止泻,杀虫	久泻久痢,湿热泻痢	【使用注意】脾胃虚寒者慎用
芡实☆	甘补涩敛性平少偏	芡实性平入脾肾补而不腻益肾精健脾止泻甘能补涩不留湿湿邪祛	益肾固精	肾虚不固之腰膝酸软,遗精滑精	
			健脾止泻	脾虚久泻	【用量用法】煎服 9~15g
			除湿止带	带下病	

续表

药物	性味赋	功效诀	功效与主治		临床应用注意事项
覆盆子☆	酸收甘补 微温质润	收敛固涩覆盆子 固精缩尿滑脱止 肾虚阳痿兼补阳 肝肾不足目暗明	固精缩尿 益肝肾明 目	遗精滑精， 遗尿尿频， 肝肾不足， 目暗不明	【用量用法】 煎服　6~12g 【使用注意】 本品性温固涩，故肾虚有 火之小便短涩者忌服
金樱子☆	酸涩收敛 性平少偏	功善收敛金樱子 性平少偏双固止 固精缩尿固崩漏 涩肠止泻带下止	固精缩尿	遗精滑精， 遗尿尿频	【用量用法】 煎服　6~12g 【使用注意】 本品功专收敛，凡有实火、 实邪者忌服
			固崩止带	带下，崩漏	
			涩肠止泻	久泻，久痢	

国家执业药师(中药学)考点精析：

小单元	细目	要点
一、用知总要	1. 性能主治	(1)收涩药的性能功效 (2)收涩药的适应范围
	2. 配伍与使用注意	(1)收涩药的配伍方法 (2)收涩药的使用注意
二、常用中药	1. 五味子、乌梅、椿皮、 赤石脂、莲子、山 茱萸、桑螵蛸、海 螵蛸	(1)各药的药性、性能特点 (2)各药的功效、主治病证 (3)各药的使用注意 (4)与各单元功效相似药物的药性、功效及主治 　　病证的异同 (5)五味子、山茱萸的主要药理作用
	2. 诃子、肉豆蔻、芡实、 覆盆子、浮小麦、 金樱子	(1)各药的药性 (2)各药的功效、主治病证 (3)诃子、肉豆蔻的用法 (4)与各单元功效相似药物的药性、功效及主治 　　病证的异同

续表

小单元	细目	要点
	3. 五倍子、麻黄根、糯稻根须、罂粟壳、石榴皮	（1）各药的药性 （2）各药的功效 （3）各药的用法、使用注意 （4）罂粟壳的用量 （5）与各单元功效相似药物的药性及功效的异同

一、用 知 总 要

1. 性能主治

（1）性能功效：本类药味多酸涩，主入肺、脾、肾、大肠经，虽能收涩固脱，但药性寒温不一，分别具有固表止汗、敛肺止咳、涩肠止泻、固精缩尿止带、收敛止血等作用。

（2）适应范围：适用于久病体虚、正气不固所致的自汗、盗汗、久泻、久痢、遗精、滑精、遗尿、尿频、久咳、虚喘，以及崩漏带下不止等滑脱不禁之证。

2. 配伍与使用注意

（1）配伍方法：本类药为治标之品，由于引发滑脱不禁之证的根本原因为正气虚弱，故临证应用时常与相应的补虚药配伍，以补涩并举、标本兼顾。如气虚自汗、阴虚盗汗者，当分别与补气药、补阴药配伍；肺虚或肺肾两虚的久咳虚喘者，当配补肺气或补肺益肾之品；脾肾阳虚的久泻、久痢者，当配温补脾肾药；肾虚遗精滑精、遗尿尿频者，当配补肾药；冲任不固、崩漏下血者，当配补肝肾、固冲任药。

（2）使用注意：本类药涩而恋邪，凡表邪未解，湿热所致的泻痢、血热出血，以及郁热未清者不宜应用，以免"闭门留寇"。

二、功效相似药组的异同

1. 麻黄根、浮小麦、糯稻根须功效主治之鉴别

（1）相同点：三者皆能止汗，治疗自汗、盗汗。

（2）不同点：

- 浮小麦与麻黄根对于自汗、盗汗常配伍应用，可起协同止汗效果。但浮小麦益气除热而止汗，具有扶正祛邪之意，故除止虚汗外，又用于劳热骨蒸；麻黄根只具收敛之性，不具扶正作用，故只用于止汗，别无他用。

- 浮小麦、糯稻根须作用相近，均可用于自汗、盗汗、骨蒸劳热等证。唯糯稻根须还可用于热病后期多汗及有虚热口渴之症。

- 浮小麦与糯稻根须均有益气养心除热的作用。然浮小麦善走表分而止汗退热，故虚汗及骨蒸劳热用之较多；糯稻根须益气养心除烦力胜，脏躁心烦不宁用之较多。

2. 乌梅与五味子功效主治之鉴别

（1）相同点：二者均有敛肺止咳、涩肠止泻、生津止渴作用，常用于肺虚久咳、久泻久痢不止、阴伤消渴等证。

（2）不同点：

- 五味子又能滋肾固涩、益气敛汗及宁心安神，凡肺肾两虚喘咳，肾虚之遗精、滑精，阴血亏少之失眠多梦等证，皆可用之。
- 乌梅能安蛔止痛，炭用能止血，多用于蛔厥腹痛、呕吐、便血等症。

3. 肉豆蔻与豆蔻功效主治之鉴别

（1）相同点：都能温中行气，治疗胃寒气滞之脘腹胀痛、食少呕吐或泄泻证。

（2）不同点：

- 肉豆蔻温中与固涩兼具，善涩肠止泻，治脾胃虚寒久泻不止，脾肾阳虚，五更泄泻。
- 豆蔻长于芳香化湿而善化湿止呕，宜治湿阻中焦、胃寒呕吐。

4. 五味子与五倍子功效主治之鉴别

（1）相同点：二者功能相近，皆能敛肺止咳、涩肠止泻。

（2）不同点：

- 五味子性偏温，酸敛之中尚有滋养之性。
- 五倍子性偏寒，功专收敛，又能降火，而无滋养之功。

5. 罂粟壳与诃子功效主治之鉴别

（1）相同点：罂粟壳与诃子的酸收之性相似，凡上焦肺虚久咳、中焦久泻久痢及下焦肾虚遗泄之证，两药均可用之。

（2）不同点：

- 罂粟壳以收敛固气为主，且有较好的止痛作用。
- 诃子性偏苦凉，下气降火、利咽消痰开音较好。

6. 赤石脂与禹余粮功效主治之鉴别

（1）相同点：二者均涩肠止泻、收敛止血，常相须为用。

（2）不同点：

- 赤石脂甘温益气生肌而调中，对于体虚不敛，无以固藏的久泻、崩漏带下、遗泄之症较为适用，也适用于疮疡久不收口。
- 禹余粮质更重，功专收涩，为固涩下焦之品，不具调中益气之性。

7. 海螵蛸与桑螵蛸功效主治之鉴别

二者名似而物异。

（1）相同点：均能固精，治疗肾虚之遗精、滑精等证。

（2）不同点：

- 桑螵蛸又能补肾助阳，偏于固肾精、缩小便。
- 海螵蛸功专收敛，偏于止血、止带，并能制酸止痛，外用尚有祛湿生肌作用。

三、药物配伍

1. 乌梅配木瓜 乌梅味酸,益胃生津止渴;木瓜酸温,温香入脾,化湿和胃。两药配伍,理脾化湿、益胃生津。适用于温热病后期气阴两伤、饮食乏味等。

2. 乌梅配黄连 乌梅味酸,能生津止渴;黄连味苦,长于清胃热。两药配伍,清热泻火、生津止渴,可治疗虚热消渴。方如玉泉丸。

3. 五味子配肉豆蔻 五味子酸涩,能补脾肾、涩肠止泻;肉豆蔻温中止泻。两药配伍,主治久泻、久痢。方如四神丸。

4. 赤石脂配干姜、粳米 赤石脂甘温而涩,能涩肠止泻;干姜辛温而能温中散寒;粳米善益脾胃。三药合用,具有温补中焦、涩肠止泻的作用,用以治疗脾肾阳衰、肠失固摄所致的便下脓血、日久不愈等。方如桃花汤。

5. 赤石脂配乌贼骨 赤石脂、乌贼骨均具有收敛止血作用。两药配伍,收敛止血作用增强,用以治疗妇女漏下出血、日久不止者。方如滋血汤。

6. 海螵蛸配白及 海螵蛸功善收敛止血;白及质黏而涩,为收敛止血之良药,常用于止肺胃出血。两者相配,收敛止血之功甚著,用治咯血、吐血等出血证。方如乌及散。

7. 海螵蛸配白芷、血余炭 白芷辛温,可燥湿止带、消肿排脓;海螵蛸固精止带、收湿敛疮;血余炭苦平,止血散瘀、补阴利尿。三药配伍,止带疗效突出,可疗下元不固及湿邪下注赤白带下病。方如白芷散。

8. 桑螵蛸配黄芪 桑螵蛸甘咸性平,入肝、肾二经,可补肾固精、固涩缩尿;黄芪味甘能补,性温能升,为补气升阳的要药。两药配伍,用治肾亏气弱、收摄无权之遗精滑泄、遗尿,或小便清长频数等。

9. 桑螵蛸配菟丝子 桑螵蛸入于肝、肾经,能补肾助阳、固精缩尿;菟丝子甘温入肾,既补肾阳,又补肾阴,为阴阳俱补之品,有益肾壮阳、固精缩尿之效。两药合用,补益下元、固精缩尿止遗,用治下元亏损之腰膝酸软乏力、阳痿遗精、遗尿尿频、带下等。

10. 山茱萸配附子、肉桂 山茱萸甘温益肾,既可补阴,又可补阳;附子、肉桂温肾助阳。三者配伍,主治肾阳不足、腰酸畏冷、气怯神疲。方如肾气丸。

11. 山茱萸配人参 山茱萸益肾,收敛止汗;人参补气固脱。两药配伍,益气敛汗固脱,用治久病虚脱之大汗淋漓、肢冷、脉微者。方如来复汤。

12. 莲子配山药 山药甘平,补脾气、益胃阴,兼能收涩止泻;莲子甘涩性平,补脾收涩止泻。两药相配,具有益气健脾、收涩止泻的作用,可治疗脾胃气虚、运化失健、湿浊下注所致的便溏泄泻、食少纳呆、消瘦乏力、面色无华、胸脘痞闷等。方如参苓白术散。

13. 莲子配酸枣仁 莲子入心、肾经,能补心安神、益肾养心;酸枣仁入心、肝经,能养心益肝、宁心安神。两药合用,能养心安神、交通心肾、补脾益肾,用于治疗心脾不足的心悸失眠、怔忡健忘等。

四、药 理 作 用

1. 五味子　本品有镇咳、祛痰、镇静、保肝、扩张血管、调节心肌细胞能量代谢、调节免疫功能、抗溃疡、抗衰老等作用。

2. 山茱萸　本品有调节免疫功能、降血糖、升高白细胞、抗菌等作用。

第二十六章

涌　吐　药

课前中医基础导入：

涌吐药的概念　以促使呕吐为主要作用、具有强烈涌吐功效的药物，称为涌吐药，又称催吐药。

由于吐法在现代临床上已较少采用，故本类药物作为涌吐药应用的机会不多。

本章药物导图：

涌吐药 ——常山★—瓜蒂☆—藜芦☆

课堂中药分类讲授：

药物	性味赋	功效诀	功效与主治		临床应用注意事项
常山★	苦辛性寒 有毒力猛	本经有药名常山 截疟效力堪非凡 并有祛痰涌吐效 邪从上出正自安	祛痰	胸中痰饮证， 积饮	【用量用法】 1. 煎服　5~9g，或入丸散 2. 涌吐多生用，截疟多炒用 3. 治疗疟疾应在寒热发作前服用为宜 【使用注意】 本品药力猛烈，易伤正气，久病体弱者忌服
			截疟	疟疾	
瓜蒂☆	苦寒小毒 涌吐专药	甜瓜蒂儿分外苦 鲜用痰湿可涌吐 祛湿退黄引邪出 正气不虚记清楚	涌吐 痰湿	痰热癫痫发 狂、喉痹喘 息，宿食停滞	【用量用法】 1. 煎服　2.5~5g；或入丸散， 每次0.3~1.0g 2. 外用　小量，研末嗅鼻，待鼻中流出黄水即停药

药物	性味赋	功效诀	功效与主治		临床应用注意事项
			祛湿退黄	研末吹鼻,令鼻中黄水流出,以引去湿热之邪,治疗湿热黄疸	**【使用注意】** 1. 体虚、失血及上部无实邪者忌服 2. 若剧烈呕吐不止,可用麝香 0.1~0.15g,开水冲服以解之
藜芦☆	辛散苦泄性寒有毒	藜芦有毒药力猛涌吐风痰味辛苦杀虫灭虱疗疥癣诸参辛芍叛藜芦	涌吐风痰	中风,癫痫,误食毒物	**【用量用法】** 入丸散 0.3~0.9g **【使用注意】** 1. 本品有毒,内服宜慎。孕妇及体弱者忌服 2. 不宜与细辛、赤芍、白芍、人参、丹参、玄参、沙参、苦参同用
			杀虫灭虱	疥癣,虱子	

国家执业药师(中药学)考点精析

小单元	细目	要点
一、用知总要	1. 性能主治	(1)涌吐药的性能功效 (2)涌吐药的适应范围
	2. 使用注意	涌吐药的使用注意
二、常用中药	常山、瓜蒂、藜芦	(1)各药的药性 (2)各药的功效 (3)各药的用量用法、使用注意 (4)与各单元功效相似药物的药性及功效的异同

一、用　知　总　要

1. 性能主治

(1)性能功效:本类药味苦性寒,药势升浮上涌,功能涌吐毒物、宿食及痰涎。

(2)适应范围:适用于误食毒物,停留胃中,未被吸收;或宿食停滞不化,尚未入肠,脘部胀痛;或痰涎壅盛,阻碍呼吸,以及癫痫发狂等证。

2. 使用注意

（1）本类药作用强烈，且系有毒之物，只宜用于正气未衰而邪盛者，老人、妇女胎前产后、体质虚弱者均当忌用。

（2）严格用量用法，一般宜从小量渐增，防其中毒或涌吐太过。

（3）服药后宜多饮开水以助药力，或用鸡翎等物探喉助吐。

（4）涌吐药只可暂投，中病即止，不可连服、久服。

（5）若呕吐不止，当及时解救。

（6）吐后不宜马上进食，待胃气恢复后，再进流质或易消化的食物，以养胃气。

二、功效相似药组的异同

常山、瓜蒂、胆矾与藜芦功效主治之鉴别

（1）相同点：皆性寒有毒，均善涌吐，治痰涎、宿食、毒物等壅滞于胸膈、咽喉或胃脘之证。

（2）同中之异：

- 常山善涌吐胸中痰饮，治胸中痰饮积聚。
- 瓜蒂善涌吐痰食，治痰郁胸中之癫痫发狂，以及宿食停滞胃脘胀痛等症。
- 藜芦则善涌吐风痰，治中风、癫痫、喉痹等症属风痰壅盛者。

（3）不同点：

- 常山还能截疟，治疟疾寒热。
- 瓜蒂又可祛湿退黄，治湿热黄疸和湿家头痛。
- 胆矾除有强烈的涌吐作用外，外用还能解毒收湿、祛腐蚀疮，治风眼赤烂、口疮、牙疳以及肿毒不溃、胬肉疼痛等证。
- 藜芦外用又可杀虫疗疮，治疥癣、秃疮。

三、药 物 配 伍

1. 常山配黄芪、人参 常山功善祛痰截疟；黄芪、人参长于补气扶正。三药合用，有补虚截疟之效，适用于虚人久疟，疟疾日久损伤正气。方如截疟饮。

2. 常山配鳖甲、三棱、莪术 常山功善祛痰截疟；鳖甲有软坚散结之功；三棱、莪术长于破血行气而消癥瘕。诸药相伍，有祛痰截疟、散结消癥作用。适用于疟久不愈，而成疟母者。方如截疟常山饮。

3. 常山配青蒿 两者皆性寒。常山长于祛痰截疟；青蒿长于退虚热、清湿热、除疳热。两药配伍，可增强截疟、除疟疾寒热的作用。适用于各种类型疟疾，尤宜于证属湿热偏盛者。方如保安汤。

四、药 理 作 用

常山：常山的水煎剂及醇提液对疟疾有显著的疗效，其中常山碱甲的疗效相当于奎宁，常山碱丙抗疟作用最强，约为奎宁的100倍，常山碱乙次

之;常山碱甲、乙、丙还能通过刺激胃肠的迷走与交感神经末梢而反射性地引起呕吐;此外,本品尚能降压、兴奋子宫、抗肿瘤、抗流感病毒、抗阿米巴原虫等。

26章 习题

第二十七章
杀虫止痒药

课前中医基础导入：

　　杀虫止痒药的概念　凡以攻毒杀虫、燥湿止痒为主要作用的药物，称为杀虫止痒药。

本章药物导图：

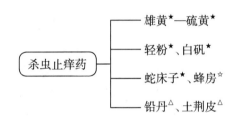

杀虫止痒药
- 雄黄*—硫黄*
- 轻粉*、白矾*
- 蛇床子*、蜂房☆
- 铅丹△、土荆皮△

课堂中药分类讲授：

药物	性味赋	功效诀	功效与主治		临床应用注意事项
雄黄*	辛温性燥 以毒攻毒	矿中有药名雄黄 内服外用杀虫强 蛇毒可解疥癣效 此药有毒莫妄尝	杀虫	虫积腹痛，内服杀蛔虫；外用塞肛杀蛲虫	**【用量用法】** 1. 以外用为主，内服忌火煅 2. 外用　适量，研末撒敷或调敷 3. 入丸散，每次 0.05~0.1g **【使用注意】** 1. 孕妇忌服 2. 切忌火煅
			解毒	蛇虫咬伤，痈疽疔毒，疥癣	
硫黄*	酸温助阳 以毒攻毒	硫黄本身火中精 功能补火助阳兴 解毒杀虫止痒效 阳气虚秘赖之通	解毒杀虫止痒	疥癣，湿疹，皮肤瘙痒	**【用量用法】** 1. 外用　适量，研末撒敷或香油调敷

药物	性味赋	功效诀	功效与主治		临床应用注意事项
			补火助阳通便	阳痿,虚喘冷哮,虚寒便秘等	2. 内服 1.5~3g,入丸散 **【使用注意】** 1. 阴虚阳亢者及孕妇忌服 2. 畏朴硝
轻粉*	辛散能通以毒杀虫	轻粉有毒需谨慎内服量少二便通水肿胀满可利水外用攻毒灭杀虫	攻毒杀虫（外用）	疥癣瘙痒,梅毒,疮疡溃烂	**【用量用法】** 1. 内服 每次0.1~0.2g,多入丸散或装入胶囊用。每日1~2次 2. 外用 适量,研末调涂或干渗,制膏外贴 **【使用注意】** 1. 本品有毒(可致汞中毒),内服慎用,且服后应漱口 2. 体虚者及孕妇禁用 3. 外用不可过量及持续使用,以防中毒
			利水通便（内服）	水肿胀满,二便不利	
白矾*	酸涩收敛性寒清泄	白矾燥湿止瘙痒止血止泻退黄疸解毒杀虫需外用内服清热化风痰	解毒杀虫,燥湿止痒（外用）	疮疡,湿疹瘙痒,疥癣,带下病;痔疮,脱肛,子宫脱垂及带下阴痒	**【用量用法】** 1. 内服 0.6~1.5g,入丸散 2. 外用 适量,研末敷或化水洗患处 **【使用注意】** 体虚胃弱及无湿热痰火者禁用
			止血止泻（内服）	吐衄,便血,崩漏,创伤出血;久泻久痢	
			清热化痰（内服）	中风痰厥,癫痫及痰饮咳喘	
			退黄（内服）	湿热黄疸	
蛇床子☆	辛苦温燥专入肾经	杀虫止痒蛇床子辛苦温燥寒湿痹主以祛邪兼扶正温肾壮阳入肾经	杀虫止痒	阴部湿痒,湿疹,疥癣	**【用量用法】** 1. 内服 3~10g 2. 外用 适量,多煎汤熏洗,或研末调敷 **【使用注意】** 阴虚火旺及下焦有湿热者不宜内服
			燥湿祛风	寒湿带下,湿痹腰痛	
			温肾壮阳	肾虚阳痿,宫冷不孕	

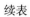

续表

药物	性味赋	功效诀	功效与主治		临床应用注意事项
蜂房☆	甘平和缓 质轻有毒	蜂房又称马蜂巢 攻毒杀虫疗顽癣 祛风止痛风湿痹 甘平有毒质地轻	攻毒杀虫	疮疡肿毒,乳痈,瘰疬,顽癣瘙痒等	【用量用法】 1. 内服 3~5g 2. 外用 适量,研末油调敷患处,或煎水漱,或洗患处 【使用注意】 气血虚弱者,痈疽已破溃者禁用
			祛风止痛	风湿痹痛,牙痛,瘾疹瘙痒	
铅丹△	辛咸性寒 质重有毒	铅丹性寒质下沉 解毒生肌敛湿疮 亦可截毒治疟疾 有毒之品慎又慎	解毒敛疮生肌	痈疽疮疡溃烂久不收口,黄水湿疮	【用量用法】 1. 内服 一次不超过1.5g,入丸散 2. 外用 适量 【使用注意】 1. 虚寒吐逆者忌服 2. 不宜过量或持续服用
土荆皮△	辛温有毒 专供外用	辛温有毒土荆皮 只供外用勿内服 杀杀虫,止止痒 癣痒要药患处涂	杀虫,疗癣	各种癣证	【用量用法】 外用 适量,酒或醋浸涂擦,或研末调涂患处
			止痒	湿疹及皮肤瘙痒	

国家执业药师（中药学）考点精析：

小单元	细目	要点
一、用知总要	1. 性能主治	（1）杀虫止痒药的性能功效 （2）杀虫止痒药的适应范围
	2. 使用注意	杀虫止痒药的使用注意
二、常用中药	1. 雄黄、硫黄、轻粉、白矾	（1）各药的药性、性能特点 （2）各药的功效、主治病证 （3）各药的用量用法、使用注意 （4）与各单元功效相似药物的药性、功效及主治病证的异同

续表

小单元	细目	要点
	2. 蛇床子、蜂房	（1）各药的药性 （2）各药的功效、主治病证 （3）各药的使用注意 （4）与各单元功效相似药物的药性、功效及主治病证的异同
	3. 铅丹、土荆皮	（1）各药的药性 （2）各药的功效 （3）各药的用量用法 （4）各药的使用注意 （5）与各单元功效相似药物的药性及功效的异同

一、用知总要

1. 性能主治

（1）性能功效：本类药寒温不一，大多有毒，以外用为主，兼可内服。具有攻毒杀虫、燥湿止痒等作用，部分药物兼有截疟、壮阳等作用。

（2）适应范围：适用于疥癣、湿疹、痈肿疮毒、麻风、梅毒及毒蛇咬伤等，部分药物兼治疟疾、肾阳虚弱等证。

2. 使用注意

（1）本类药有毒者居多，其中毒性剧烈者，外用时尤当慎重，既不能过量，也不能大面积涂敷，还不宜在头面及五官使用，以防吸收中毒。

（2）外用应严格遵守炮制规范、控制剂量、注意使用方法与宜忌，以避免因局部过强刺激而引起严重反应。

（3）可内服的有毒之品，更应严格遵守炮制规范、控制剂量、注意使用方法与宜忌，并宜制成丸剂，以缓解其毒性。

（4）应避免持续服用，以防蓄积中毒。

二、功效相似药组的异同

雄黄与硫黄功效主治之鉴别

（1）相同点：均性温有毒，外用能解毒杀虫，治恶疮疥癣。

（2）同中之异：

• 雄黄毒性较强，长于解毒，善治痈疽疮疖、虫蛇咬伤。

• 硫黄毒性较小，长于杀虫止痒，为治疥癣瘙痒之要药。

（3）不同点：

• 雄黄内服能燥湿祛痰、截疟、定惊，治哮喘、疟疾、惊痫。

• 硫黄内服能温肾壮阳通便，治肾虚阳痿、腰膝冷痛、虚喘、便秘。

三、药物配伍

1. 雄黄配乳香、没药　雄黄温燥有毒,攻毒疗疮力强;乳香、没药有活血行气、消肿止痛之功。诸药相配,共奏攻毒疗疮、活血消肿止痛之效,用于痈肿疮毒。方如醒消丸。

2. 雄黄配白矾　雄黄有解毒燥湿杀虫之功;白矾既能解毒杀虫,又能燥湿止痒。两药配伍,更增燥湿杀虫止痒之力,适用于湿疹瘙痒。方如二味拔毒散。

3. 硫黄配轻粉　硫黄外用有杀虫攻毒、燥湿止痒之功,为治疥疮要药;轻粉外用既能攻毒杀虫止痒,又能收湿敛疮。两药相配,则有以毒攻毒、杀虫止痒、收湿敛疮作用,适用于疥癣等皮肤病。方如如圣散。

4. 硫黄配白矾　硫黄外用功善燥湿杀虫止痒,白矾外用有解毒杀虫、收湿止痒之功。两药配伍,增强杀虫攻毒、收湿止痒之效,适用于湿疹、湿疮、疥癣等皮肤瘙痒证。

5. 轻粉配当归、血竭　轻粉外用既能攻毒祛腐,又能敛疮生肌;当归辛散温通,有活血消肿止痛之功;血竭外用长于敛疮生肌。三药配伍,共奏攻毒祛腐、活血止痛、敛疮生肌之功,适用于疮疡久溃不敛。方如生肌玉红膏。

6. 轻粉配蛤粉　轻粉外用能攻毒杀虫止痒;蛤粉外用可收湿疮。两药相伍,则有攻毒敛疮、收湿止痒之功,适用于黄水疮、湿疹瘙痒。方如蛤粉散。

7. 白矾配煅石膏　白矾外用以收湿止痒见长,煅后尚有敛疮生肌之功;煅石膏长于收湿敛疮生肌。两药配伍,共奏收湿止痒、敛疮生肌之功,适用于湿疹瘙痒、湿疮等症。

8. 白矾配儿茶　两药皆味涩收敛,均有收敛止血、敛疮生肌之功。两药相配,可增强止血生肌之效,适用于吐衄下血、外伤出血等出血证。

四、药理作用

1. 雄黄　0.12g% 雄黄体外对金黄色葡萄球菌有 100% 的杀灭作用,提高浓度也能杀灭大肠埃希菌,以及抑制结核杆菌;其水浸剂(1：2)在试管内对堇色毛癣菌等多种致病性皮肤真菌有不同程度抑制作用。雄黄可通过诱导肿瘤细胞凋亡,抑制细胞 DNA 合成,增强机体的细胞免疫功能等以发挥其抗肿瘤作用。雄黄又可抗血吸虫及疟原虫。

2. 硫黄　硫与皮肤接触,产生硫化氢等,从而有溶解角质,杀灭细菌、真菌作用;对动物实验性炎症有治疗作用,能使支气管慢性炎症细胞浸润减轻,并可促进支气管分泌液体增加而祛痰;一部分硫黄在肠内形成硫化氢,刺激肠壁增加蠕动,而起缓泻作用。

3. 轻粉　轻粉有广谱抑菌作用,对多种革兰氏阳性与阴性菌及致病性皮肤真菌均有良好抑菌效果。口服有一定泻下和利尿作用。

4. 白矾　白矾能强力凝固蛋白质,临床应用又可以消炎、止血、止汗、止泻和用作硬化剂。白矾可广谱抗菌,对多种革兰氏阳性球菌和阴性杆菌、某些厌氧菌、皮肤癣菌、白念珠菌均有不同程度抑菌作用，对铜绿假单胞菌、大肠埃希菌、金黄色葡萄球抑制明显；在体外有明显抗阴道滴虫作用。白矾经尿道灌注有止血作用，还能促进溃疡愈合，净化混浊生水。

第二十八章

拔毒生肌药

课前中医基础导入：

拔毒生肌药的概念 凡以拔毒化腐、生肌敛疮为主要作用的药物，称为拔毒生肌药。

本章药物导图：

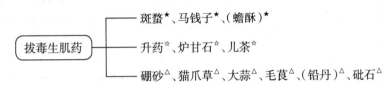

注：蟾酥详见第二十三章开窍药；铅丹详见第二十七章杀虫止痒药。

课堂中药分类讲授：

药物	性味赋	功效诀	功效与主治		临床应用注意事项
斑蝥★	辛寒大毒 去头足翅	本经有药名斑蝥 破血散结癥瘕消 攻毒蚀疮疗恶疾 毒烈刺激用须炮	破血逐瘀，散结消癥	血瘀闭经，癥瘕积聚	【用量用法】 1. 外用 适量，研末敷贴发泡，或酒醋浸涂 2. 内服 0.03~0.06g，多入丸散 【使用注意】 1. 内服宜慎，多外用 2. 体弱者及孕妇忌服
			攻毒蚀疮	痈疽恶疮，顽癣，瘰疬等	
蟾酥★	辛散温通 以毒攻毒	蟾酥药从蟾蜍来 能辟秽浊把窍开 解毒止痛疗恶疮 刺激之品记心怀	开窍心神	感受秽浊之气之神昏、腹胀、腹痛等	【用量用法】 1. 内服 入丸散，每次0.015~0.03g 2. 外用 适量

221

药物	性味赋	功效诀	功效与主治		临床应用注意事项
			解毒止痛	恶疮,咽喉肿痛等	【使用注意】 1. 本品有毒,内服切勿过量;外用不可入目 2. 孕妇忌用
马钱子★	苦泄温通大毒攻毒	苦泄温通马钱子 散结消肿疗疮毒 大毒攻毒通络痛 内服小量外用敷	散结消肿	跌打损伤,骨折肿痛;痈疽疮毒	【用量用法】 1. 内服　炮制后入丸散,0.3~0.6g 2. 外用　适量,研末调敷 【使用注意】 1. 本品有毒,孕妇禁用
			通络止痛	风湿顽痹,麻木瘫痪	2. 内服严格控制剂量,不宜生用或多服久服;过量导致惊厥,呼吸麻痹甚至死亡 3. 本品有毒成分能被皮肤吸收,故外用亦不宜大面积涂敷 4. 运动员慎用
升药☆	辛热性燥大毒拔毒	火硝白矾合水银 等分升华三仙丹 研细入药陈久良 排脓拔毒力量强	排脓拔毒去腐生肌	主治痈疽溃后,脓出不畅,或腐肉不去,新肉难生;常与收湿敛疮的煅石膏同用	【用量用法】 1. 外用　适量,本品只供外用,不能内服 2. 不用纯品,多配煅石膏外用 3. 用时研极细粉末,干掺或调敷,或以药捻沾药粉使用 【使用注意】 1. 本品有大毒,外用亦不可过量或持续使用 2. 外疡腐肉已去或脓水已尽者,不宜用
炉甘石☆	味甘性平质重下行	甘平无毒炉甘石 收湿止痒敛疮肌 眼科要药明双目 解毒退翳外用宜	收湿止痒敛疮	疮疡不敛,湿疮,湿疹	【用量用法】 外用　适量。研末撒布或调敷,水飞点眼、吹喉
			解毒明目退翳	目赤翳障,眼睑溃烂	【使用注意】 宜炮制后服,一般不内服

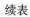

续表

药物	性味赋	功效诀	功效与主治		临床应用注意事项
儿茶☆	苦泄涩敛性寒收引	儿茶收湿敛疮疡生肌止血跌打伤苦凉清泄止泻痢生津清肺化热痰	收湿敛疮	疮疡,湿疮,牙疳,下疳,痔疮	**【用量用法】** 1. 内服 1~3g,包煎;多入丸散 2. 外用 适量,研末撒或调敷
			生肌止血	跌打伤痛,出血	
			清肺化痰,生津止泻	肺热咳嗽,暑热口渴,泻痢	
硼砂△	甘咸性凉清热缓急	硼砂咸凉入肺经咸能软坚清热凉清热解毒消咽肿清肺化痰止嗽宁	清热解毒	咽喉肿痛,口舌生疮,目赤翳障	**【用量用法】** 1. 外用 适量,研极细末撒或调敷于患处;或化水含漱 2. 内服 1.5~3g,入丸散用 **【使用注意】** 本品多作外用,内服宜慎
			清肺化痰	痰热咳嗽	
猫爪草△	辛甘性温宣散和缓	解毒消肿猫爪草疔疮肿毒虫伤咬化痰散结内外用瘰疬痰核俱散消	解毒消肿	疔疮肿毒,蛇虫咬伤	**【用量用法】** 1. 内服 15~30g 2. 外用 适量,捣敷或研末调敷 **【使用注意】** 外用能刺激皮肤黏膜,引赤发泡,外敷时间不宜过长,皮肤过敏者慎用
			化痰散结	瘰疬痰核	
大蒜△	辛散温通药食两用	大蒜五荤有其名消肿解毒泻痢停杀虫有效癣外用辛温之品入药中	消肿解毒	外用治疮痈,内服治泻痢	**【用量用法】** 1. 外用 适量,捣敷或切片擦或隔蒜灸 2. 煎服 9~15g;或生食,或捣汁,或制成糖浆服 **【使用注意】** 1. 外敷不可过久,以免引起皮肤起疱 2. 阴虚火旺者慎用
			杀虫	肺痨,钩虫病,蛲虫病,外用治疥癣	
毛茛△	辛温有毒只作外用	毛茛有毒只外用辛温发泡又止痛攻毒杀虫瘰疬止此药刺激莫久敷	发泡止痛	风湿痹痛,外伤疼痛,头痛,胃脘痛	**【用量用法】** 外用 适量,鲜品捣敷,煎水洗,或晒干研末调敷 **【使用注意】** 1. 本品有毒,一般只作外用

223

药物	性味赋	功效诀	功效与主治		临床应用注意事项
			攻毒杀虫	疮痈、疟疾、癣癞	2. 外敷皮肤有刺激性，不宜久敷，皮肤过敏者禁用 3. 孕妇、小儿及体弱者不宜用
砒石△	味辛性热大毒拔毒	砒石辛热有大毒 攻毒杀疮外去腐 化痰平喘内截疟 剂量宜小莫酒服	攻毒杀疮，蚀疮去腐	腐肉不脱之恶疮、瘰疬、顽癣、牙疳、痔疮	【用量用法】 1. 外用　适量，研末撒敷 2. 内服　一次 0.002~0.004g，入丸散 【使用注意】 1. 本品有大毒，故外用不宜过量或长时间大面积涂敷，疮疡腐肉已净者忌用，头面及疮疡见血者忌用 2. 内服不能浸酒，不可超量或持续使用 3. 孕妇忌用
			化痰平喘，截疟	寒痰哮喘	

国家执业药师(中药学)考点精析：

小单元	细目	要点
一、用知总要	1. 性能主治	(1)拔毒生肌药的性能功效 (2)拔毒生肌药的适应范围
	2. 使用注意	拔毒生肌药的使用注意
二、常用中药	1. 斑蝥、蟾酥、马钱子	(1)各药的药性、性能特点 (2)各药的功效、主治病证 (3)各药的用量用法、使用注意 (4)与各单元功效相似药物的药性、功效及主治病证的异同 (5)蟾酥、马钱子的主要药理作用
	2. 升药、炉甘石、儿茶	(1)各药的药性 (2)各药的功效、主治病证 (3)升药的使用注意 (4)与各单元功效相似药物的药性、功效及主治病证的异同
	3. 砒石、硼砂、大蒜、猫爪草、毛茛	(1)各药的药性 (2)各药的功效 (3)各药的使用注意 (4)砒石、硼砂的用量用法 (5)与各单元功效相似药物的药性及功效的异同

一、用知总要

1. 性能主治

（1）性能功效：本类药寒温不一，大多有毒，以外用为主，兼可内服，主要具有拔毒化腐、消肿敛疮等作用，部分药物兼有止痛、开窍、破血等作用。

（2）适应范围：适用于痈疽疮疖肿痛或脓成不溃、腐肉不尽或久溃不敛等症。部分药物兼治各种疼痛、痧胀吐泻昏厥、经闭、癥瘕、痹痛拘挛等。

2. 使用注意

（1）外用适量，不宜大面积涂敷，还不宜在头面及五官使用，以防吸收中毒。

（2）外用应严格控制剂量，遵守炮制规范，注意使用方法与宜忌，以避免因局部过强刺激而引起严重反应。

（3）可内服的有毒之品，更应严格遵守炮制规范，控制剂量，注意使用方法与宜忌，并宜制成丸剂，以缓解其毒性。

（4）应避免持续服用，以防蓄积中毒。

二、药理作用

1. 蟾酥　本品有抗炎、增强免疫功能、镇痛、强心、升压、中枢性呼吸兴奋、抗肿瘤、促进造血功能等作用。

2. 马钱子　本品有抑菌、兴奋中枢神经系统、祛痰、镇咳等作用。

主要参考文献

[1] 国家药典委员会.中华人民共和国药典[M].北京:中国医药科技出版社,2020.

[2] 颜正华.颜正华中药学讲稿[M].北京:人民卫生出版社,2009.

[3] 金世元.道地药材的含义及内容[J].中国药学杂志,1990(6):323-326.

[4] 黄兆胜.中药学[M].北京:人民卫生出版社,2002.

[5] 高学敏.中药学[M].北京:中国中医药出版社,2010.

[6] 肖永庆,李丽.中华医学百科全书:中医药学中药炮制学[M].北京:中国协和医科大学出版社,2016.

[7] 翟华强,王燕平,王永炎.中医临床药学的现状与未来[J].中国中药杂志,2013,38(3):459-461.

[8] 翟华强,王燕平,金世元,等.高等院校培养中药调剂人才的传承与创新[J].中医杂志,2013,54(15):1349-1350

[9] 翟华强,刘芳,刘梅.2019国家执业药师资格考试辅导讲义:中药学专业知识(二)[M].北京:人民卫生出版社,2019.

索 引